HELMUT WANDMAKER

Rohkost statt Feuerkost

Wahre Gesundheit
durch natürliche Nahrung

W0056961

Mosaik
bei GOLDMANN

Die hier vorgestellten Informationen sind nach bestem Wissen und Gewissen geprüft, dennoch übernehmen der Autor und der Verlag keinerlei Haftung für Schäden irgendeiner Art, die sich direkt oder indirekt aus dem Gebrauch der hier vorgestellten Anwendungen ergeben. Bitte beachten Sie in jedem Fall die Grenzen der Selbstbehandlung und nehmen Sie bei Krankheitssymptomen professionelle Diagnose und Therapie durch ärztliche oder naturheilkundliche Hilfe in Anspruch.

Umwelthinweis:
Alle bedruckten Materialien dieses Taschenbuches
sind chlorfrei und umweltschonend.

Originalausgabe April 1996
© 1996, 1999 Wilhelm Goldmann Verlag, München,
ein Unternehmen der Verlagsgruppe Random House GmbH
Umschlaggestaltung: Design Team München
unter Verwendung folgender Fotos:
Umschlag und Umschlaginnenseiten; Maximilian, Premium
Redaktion: Dieter Löbbert
kf · DTP-Satz und Herstellung: Barbara Rabus
Druck: GGP Media, Pößneck
Verlagsnummer: 13912
Made in Germany
ISBN 3-442-13912-0

7 9 10 8 6

Inhalt

Vorwort

Ich widme dieses Buch all jenen, deren Denkungsart, Lebensweise und Ernährung auf natürlichen und gesunden Grundsätzen beruhen! Und so lautet die einfachste Definition von Gesundheit und Krankheit:

1. Es gibt nur **eine** Krankheitsursache: **Vergiftung** des Körpers!
2. Es gibt nur **eine** Heilungsart: **Entgiftung** des Organismus!

Die **Vergiftung** hast Du mit säurebildender, fetter Kochkost, Medikamenten und Stimulanzien selbst herbeigeführt. Für die **Entgiftung** ist ausschließlich Dein Körper zuständig, wenn Du ihn in Zukunft mit lebendiger, basenbildender, pflanzlicher Rohkost versorgst und Dich viel bewegst. Die Fähigkeit zur Selbstheilung ohne Zuhilfenahme von Pillen, Kräutern und Quacksalbermedizin war und ist in der ganzen Menschheitsgeschichte der **wertvollste** Besitz.

Gegen tausende vermeintlicher Krankheiten sind abertausende Heilmittel produziert worden. In Wirklichkeit gibt es jedoch nur *eine* Krankheit und nur *ein* Heilmittel. Keine Behandlung, keine Kur, kein Medikament vermag die Ursache einer Krankheit zu beseitigen. Und da ein Mittel keine Ursache beseitigt, heilt es auch nicht.

Der Mensch überlegt nicht, er stopft sich hemmungslos mit allem Toten voll und sorgt auf diese Weise dafür, daß die Beerdigungsinstitute keinen Konkurs anmelden müssen. Setze andere Maßstäbe! Die **ideale, natürliche Nahrung des Menschen** war und ist: **ungekocht – ungemischt – ungewürzt.**

Alle anderen Lebewesen dieser Erde richten sich danach, nur der Mensch glaubt es besser zu wissen. Die Übertretung dieses Grundgesetzes hat ihn zur krankenhaus- und kasernenbauenden Spezies verkommen lassen, die sich überdies noch gegenseitig umbringt.

Der besondere Wert der Roh- oder Frischkost liegt in ihrem Reichtum an Wirkstoffen und in ihrer besseren Eiweißqualität, die jedoch durch Erhitzung und Verarbeitung stärkstens geschädigt werden. Du kannst die beste Menschennahrung selbst ermitteln, indem Du Dich in den Zustand zurückversetzt, als es noch kein Feuer gab, keine Fabrikware, kein besonderes Werkzeug als Hilfsmittel. Jetzt iß beispielsweise rohes Fleisch, Körner, Samen, Kräuter, Stengel, Blätter, Baumrinde, Kartoffeln und dergleichen **roh,** möglichst als *Mono*kost, das heißt **eine** Nahrungsart zur Zeit. Kannst Du Dich wirklich mit Vergnügen wochenlang daran satt essen? Ich wiederhole: *eine* **Nahrungsart zur Zeit und ohne Zutaten?** Nein, das ist unmöglich.

Damit bist Du ganz von selbst auf die beste Kost für uns Menschenkinder gestoßen: **Obstrohkost.** Alle anderen Nahrungsmittel belasten den Körper. Selbst von Gemüse läßt sich dies in gewisser Weise sagen, da es nicht alle erforderlichen Nährstoffe, insbesondere Glukose und/oder Fruktose, sofort bereitstellen kann. Wir verfügen nicht wie der überwiegende Teil der Pflanzenfresser über das Enzym (Zellulase), um aus Gras, Stengeln, Blättern oder Rinden genügend Energie herauszuholen. So sind beispielsweise Gorillas wahre Freß- und Defäkationsmaschinen, weil auch sie nicht imstande sind, Zellulase in ihren Drüsen zu produzieren. Gorillas und Menschen, die Grünzeug bevorzugen, können daraus nur Nährstoffe in Form von Säften beziehen, wenn sie intensiv kauen. Mix- und Entsaftergeräte sind eine neuzeitliche Erfindung. Die damit veränderte Nahrung stört die harmonische Verdauung. **Fruchtrohkost ist also die erste Wahl noch vor geringen Mengen Salat oder Gemüse!**

Tellingstedt im Frühjahr 1996   Helmut Wandmaker

Zur Sache

Wenn man die Vorbereitungen zu meinem im Jahr 1988 erschienenen Buch »*Willst Du gesund sein? Vergiß den Kochtopf!*« mit einbezieht, so sind erneut zehn Jahre vergangen. Hat sich seitdem am Grundsätzlichen etwas geändert? Nein, die Natur hat immer noch recht; die Fehler werden stets von den Menschen begangen.

Das vorliegende *kleine* Buch ist eine Zusammenfassung meines 1975 erstmals erschienenen Titels »*Natürliche Gesundheitslehre: dick + krank*« und meiner **45jährigen Erfahrung** und sollte Dich stets begleiten, damit Du bei Zweifeln darin nachlesen kannst. Weitere Informationen kannst Du dem Standardwerk »*Willst Du gesund sein? ...*« auch als Taschenbuch Nr. 13635 bei *Goldmann* entnehmen.

Die Bücher der Rohkostpioniere *Ehret, Sommer, Tilden, Shelton, Walker, Aterhov und besonders des noch lebenden T. C. Fry* sind eine wichtige Ergänzung. Die im Jahr 1992 erschienene Neuauflage meines ebenfalls 1975 veröffentlichten Buchs »*Dick + krank oder schlank + gesund*« enthält einen Anhang mit den **neuesten** Erkenntnissen, wie sich eine **Verkalkung** wieder beseitigen läßt. **Das bestätigen »Ärzte der Neuen Züchtung« oder der »Neuen Generation«,** wie sie sich in den USA nennen.

Das Buch wurde um zwei wesentliche Faktoren erweitert: einerseits um eine Auflistung von Vitaminen und Mineralien für diejenigen, die sich nicht jederzeit zur Gänze mit Produkten ernähren können, die noch auf ganz gesundem Boden gewachsen sind, und andererseits um den Hinweis auf die heilsame Wirkung des Wassers, das reichlich getrunken werden sollte. Die Vitaminergänzung hat ihre Ursache im Studium der Forschungen des zweifachen Nobelpreisträgers *Pauling* und vieler seiner Nachfolger. Obgleich die Isolierung von Vitaminen schon vor langer Zeit gelang, vermochten erst Erkenntnisse aus den letzten zehn Jahren ihre große Bedeutung zu unterstreichen. Im Gegensatz zu vielen Tieren können wir Menschen das Meistervitamin C nicht selbst bilden.

Der die innerliche Anwendung von Wasser praktizierende persische Arzt *Dr. Batmanghelidj* griff ausschließlich auf dieses »Heilmittel« zurück. Seine großen Erfahrungen haben ihn darin bestärkt, daß ausgiebiges Wassertrinken für alle sehr wichtig ist, auch für Rohköstler.

Obgleich es sehr schwerfällt, **Gesundheit** zu »verkaufen«, möchte auch das vorliegende Buch in konzentrierter Form einen weiteren Anstoß geben, sich nach den Naturgesetzen, die für alle Lebewesen gelten, zu richten. Es ist ein **Positivbuch,** das einfache, jederzeit praktikable Ratschläge zur gesunden und vitalen Meisterung des Lebens im schnellebigen, technisch orientierten Atomzeitalter vermitteln möchte. Es soll Dich fit für eine natürliche Lebensfreude machen. Unter diesem Aspekt solltest Du auch bitte meine mitunter etwas drastische Ausdrucksweise betrachten – ich rede nicht lange um den heißen Brei herum. *Ich möchte Dir helfen.* Du mußt aber zuerst den richtigen Weg der Natur **wissen,** dann auch **wollen** und **Disziplin** gegen unsere **feindliche Umwelt** entwickeln, die uns immer wieder in die schädlichen Süchte zurücklocken will. Deren Schlingen werden täglich neu um uns ausgelegt. Sie lassen uns in die Fett-, Zucker-, Alkohol-, Tabak-, Kaffee-, Medikamenten-, Schokoladenabhängigkeit zurückverfallen.

Sogenannte Experten und Laborwissenschaftler werden seit Jahrzehnten nicht müde, Rohköstler vor Eiweiß-, Kalzium-, Eisen- und Vitamin-B_{12}-Mangel zu warnen, obwohl viele Tiere um uns herum sich häufig fast ausschließlich von Gras oder Blättern ernähren. Diese Tiere können also beispielsweise ein starkes Knochengerüst und Spuren von Vitamin B_{12} in ihrem

Körper bilden, doch die Krone der Schöpfung, der Mensch, soll dazu nicht in der Lage sein? Ist das nicht eine Lästerung unseres Schöpfers?

Allein dieser **eine** Vergleich sollte zur äußersten Vorsicht vor Expertenmeinungen mahnen. Die meisten sind Anhänger des Kochtopfs oder bezahlte Propagandisten. Ganze Völkerstämme ernähren sich von pflanzlicher Rohkost. **Humpelnde** Menschen findest Du nicht bei ihnen, sondern bei uns in Industrieländern mit **Eiweißübererernährung** und **kalziumreichen** Milchprodukten! Die Bildung von Vitamin B_{12} ist abhängig vom Vorhandensein organischen Kobalts. Darum heißt das Vitamin B_{12} auch *Cobalamin*. Die Rohkost hat für Mensch und Tier **alles** zu bieten.

Bedenke bitte, daß es am Ende des Zweiten Weltkriegs in Deutschland kaum einen Herzinfarktkranken gab. Die Universitäten mußten sich diesbezügliche »Anschauungsexemplare« nicht selten im Ausland besorgen. Wer sprach über einen zu hohen Cholesterinspiegel, über Bluthochdruck, über Hirnschlag? Es war die fettarme, knappe Nahrung bei schwerer körperlicher Arbeit, die uns trotz der psychischen Belastungen durch den Terror des Krieges verhältnismäßig gesund erhielt. **Heute gibt es den fetten Braten, fetten Kuchen, über 100 Brotsorten garniert mit Butter, Wurst, Schinken, Käse, Honig, Konfitüren und dergleichen mehr. Und alles wird mit Bohnenkaffee und schwarzem Tee, Bier, Wein und Schnaps hinuntergespült. Jetzt noch Schokolade, Pralinen und Zigaretten gefällig?** Du merkst schon, worauf ich hinauswill: **Übererernährung mit einseitiger, fetter, zu eiweißreicher Kochkost und mangelhafte Bewegung sind die Ursachen sämtlicher akuten und chronischen Erkrankungen. So leben 99 Prozent aller Menschen!** Warum werden wir zwar statistisch älter, aber in Wirklichkeit immer hinfälliger? Der Chefpathologe und Arteriosklerose-Experte *Prof. Dr. William C. Roberts* von den renommierten

National Institutes of Health in Bethesda (USA) schockierte am 22. November 1991 anläßlich eines Kongresses in Amsterdam wie folgt sein Publikum: »*Wenn Sie mit 50 der Herzinfarkt ereilt, ist dies ein zwar unerfreuliches, aber keineswegs unvorhersehbares Ereignis, bestimmt keine Verschwörung des Schicksals! Sie bezahlen lediglich für jahrzehntelangen Raubbau an Ihrer Gesundheit, erhalten den Denkzettel für gedankenlose Ernährungsgewohnheiten, die Ihnen Ihre Herzkranzgefäße eben nicht recht verziehen haben.*«

In einem brillanten Referat ging der Amerikaner mit den modernen Lebens- und Ernährungsgewohnheiten scharf ins Gericht und hielt damit jedermann den Spiegel vor. *Roberts* weiter: »*Wenn Sie glauben, Koronarsklerose sei ein degeneratives Leiden, das den einen schicksalhaft einholt und einen anderen ausspart, dann sind Sie auf dem Holzweg. Der Hauptschuldige sind Sie selbst, denn was Sie heute vielleicht als Angina pectoris plagt, haben Sie sich in jahrelanger Kleinarbeit genußreich oder gedankenlos* **angefressen***!*«

Da haben wir es von einem berühmten Mediziner schwarz auf weiß: **Die Herzkranzgefäß-Verkalkung hat man sich schlicht und einfach angefressen!** Das **Anfressen** gilt natürlich für alle ernährungsbedingten Erkrankungen, erst recht für Krebs. **Was ist eigentlich nicht ernährungsbedingt?** Ähnlich drastisch werde ich Dir in Kurzform meine Erfahrungen näherbringen. Was Du daraus machst, bleibt Dir überlassen.

Du ganz allein mußt für Deine Fehler büßen. Ich weiß, wie schwer es ist, Abschied von liebgewordenen Gewohnheiten zu nehmen. Das sehe ich täglich an meinen Kindern, Enkelkindern, Verwandten und Freunden. Verführungen zu Tafelfreuden begegnen uns auf Schritt und Tritt. Die vermeintlichen Freuden, das heißt die gutbürgerliche Küche, richtet Dich täglich ein bißchen mehr zugrunde. Irgendein Grund findet sich immer, eine Freßorgie zu feiern. Dabei will jeder noch den anderen übertrumpfen; die überladene Tafel ist äußeres Zeichen eines protzigen Wohlstands. Wenn Du aber krankheitsfreie, höchste Gesundheit erreichen willst, bleibt nur eine Kehrtwendung übrig.

Unterdrückende Medikamente können Dir eine vorübergehende Erleichterung von Symptomen verschaffen. Da sie aber über keinerlei Heilwirkung verfügen, ziehen sie in Wirklichkeit eine weitere Entkräftung und das nächste Symptom nach sich. Die Ursache des Leidens, Deine falsche Lebensweise, bleibt ja bestehen, so daß die daraus resultierende Erkrankung unablässig weiter fortschreitet und Dich letzten Endes zu früh umbringt. Wenn die Menschen doch diesen einen Grundlehrsatz der Natur beherzigen würden: **Krankheit ist die Anstrengung der Natur, Dich gesund zu machen! Je erfolgreicher Du Deine Beschwerden mit Pillen und Kuren unterdrückst, desto mehr bekämpfst Du Deinen eigenen Heilmechanismus! Alle Pillen der Welt können Dir nicht helfen, wenn Du den für alle Kreaturen gültigen Grundsatz der Natur nicht akzeptierst: Iß Rohkost und bewege Dich! Denke nach, handle, die besseren Jahre sollten noch vor Dir liegen!**

> »Wir bedürfen zu einem **neuen** Zwecke auch eines **neuen** Mittels, nämlich einer **neuen** Gesundheit, **einer stärkeren, gewitzteren, zäheren, verwegeneren, lustigeren,** als alle Gesundheiten bisher waren.«
>
> *(Friedrich Nietzsche;* Hervorhebungen durch mich)

An dieser Stelle möchte ich das Zitat von *Dr. Herbert Rattner* wiederholen, das der amerikanische Arzt *Dr. Henry Bieler* bereits **1965** in seinem Buch »*Ernährung – Deine beste Medizin*« (leider vergriffen) veröffentlichte:

> »*Der moderne Mensch endet als vitaminessendes, Anti-Säuretabletten konsumierendes, von Barbitursäurepräparaten beruhigtes, aspirinbetäubtes, psychosomatisch krankes, chirurgisch*

verändertes Tier. Das höchste Produkt der Natur wird ein ermat-
tetes, angespanntes, überstimuliertes, neurotisches Tier mit Ma-
gengeschwüren, Kopfschmerzen und ohne Mandeln sein.«

Heute, drei Jahrzehnte später, haben die prophetischen Wor-
te *Rattners* mehr denn je Gültigkeit. Die Haupternährung aus
dem Kochtopf hat den Menschen in die totale Abhängigkeit
von Instrumenten und Medikamenten gebracht, wobei die
übertriebene Behandlung von Gesundheitsschäden eine Ex-
plosion der Krankenkosten verursachte. Trotz Krankheitsvor-
sorge und manchen neuen Heilmethoden der Schulmedizin
steigen die Haupterkrankungen, wie Infarkte, Krebs und Diabetes, nach wie vor stark an. Das ist es, was *Nietzsche* beschrieb:
Wir alle benötigen eine neue, stärkere Gesundheit. Wir müssen
raus aus dem täglichen zermürbenden Krankheitsgeschehen
um uns herum!

Im Vorwort wurde Dir bereits angedeutet, was zu einer gesunden Lebensweise vonnöten ist. Was jetzt als Erläuterung
folgt, soll Dich in Deinem Denken und Handeln bestärken. Ich
werde auch in diesem Buch das vertraute *Du* beibehalten. Lediglich zwei Leser haben sich in all den Jahren seit 1975 darüber
beschwert – eine Tatsache, die mich geradezu darin bestärkt,
die Form der Anrede nicht zu ändern.

Dein Geist sollte über Deinen Körper herrschen. Nimm mit mir
zusammen eine geistige Entrümpelung vor. Die menschliche
Entwicklung nahm 150 Millionen Jahre, das heißt viereinhalb
Millionen Generationen, in Anspruch. 149 Millionen Jahre davon gab es nur Rohkost, also hat der Mensch sich etwa 99,67
Prozent dieser Zeitspanne ausschließlich von Pflanzen ernährt. Heute ist es umgekehrt, die Leute essen mehr durch Zu-
fall **etwas** Rohkost, weil sie ja so gesund sein soll. Müssen wir
uns da noch wundern, daß bereits jeder dritte anfällig für Krebs
ist? Wenn Du Dich wieder auf die Originalkost von rohen, frischen, unbearbeiteten Früchten und Gemüse zurückbesinnst,

dann gehst Du keinerlei Risiko ein! **Der Kochtopf mit zerkochtem und stark verändertem Inhalt ist das Risiko! Du stellst mit Frischkost nur den ursprünglich biologischen Rhythmus wieder her!**

Krankheiten und mangelnde Vitalität haben ihre Ursache in der täglichen falschen Überernährung mit ausgesprochenem »Nährstoffschrott«, wie hitzebehandelten Fetten, Zucker aller Art, einschließlich Honig, weißem Mehl, weißem Reis und all ihren »**genußvollen**« Mischungen! Sie sind im Grunde gefährliche **Nichtlebensmittel** geworden, die dazu noch gekocht, gebacken und gebraten werden. Die Spitze dieses Kohlenhydratübels nimmt das Brot ein, weil es als Hauptnahrungsmittel in allen möglichen falschen Kombinationen, welche die Verdauung zusätzlich erschweren, reichlich gegessen wird. Brot hat uns kohlenhydrat- und als Folge davon alkoholsüchtig gemacht.

Aber das genügt noch nicht – diese toten Mischungen werden mit alkoholischen und nichtalkoholischen Getränken aller Art aufgeweicht, wobei viele Menschen zusätzlich noch ihre Lungen zum Schornstein degradieren. Raucher sind besonders blind gegen Versuche, sie von ihrem Laster wegzuziehen. Als ob es sich immer noch nicht herumgesprochen hätte, daß 70 Prozent aller Krebserkrankungen der Atemwege durch das Inhalieren von Tabakqualm verursacht werden. **Wer raucht, denkt nicht. Wer denkt, raucht nicht!**

Wie in meinen anderen Büchern und zahlreichen Schriften werde ich meinen Finger erneut besonders auf die *schwelende Wunde Brot- und Getreideverzehr* legen. Als er es noch nicht besser wußte, hat der Rohkostpionier *Dr. Norman W. Walker* uns als abschreckendes Beispiel die verhängnisvolle Brot- und Körnersucht vorgelebt und beschrieben. Immer wieder wurde er krank durch den Verzehr von Brot und Getreide und gesundete sofort, wenn er alle stark stärkehaltigen Kohlenhydrate wegließ und zur totalen Rohkost überging. *Dr. Walker* hat diese Höhen und Tiefen, die **Achterbahn,** bis zum Exzeß durchlebt. Als er nach seinem letzten Rückfall in die Kohlenhydratsucht eines Morgens nicht aufstehen konnte, weil er völlig steif war, rettete ihn die Erinnerung an eine einfache Regel eines Naturheilers: *Bleibe im Bett ruhig liegen, iß nichts, und trinke jede halbe Stunde ein Glas Wasser. Du wirst in wenigen Tagen wieder gesund sein.* So geschah es. Mit Disziplin und Durchhaltekraft befreite er sich fortan von allen viel Stärke enthaltenden Nahrungsstoffen und wurde ohne neuerliche Erkrankung 116 Jahre alt. Mit 56 Jahren fing er an, sein Alter zu verschweigen, und er hat folglich die nachfolgenden Geburtstage auch nicht mehr gefeiert. Er starb erst 1985, infolgedessen sind seine Bücher für uns auch heute noch aktuell. Sein letztes Buch, das die Fettsucht zum Thema hatte, schrieb er im Alter von 113 Jahren. Da fuhr er noch Fahrrad und erledigte seine Gartenarbeiten. Einen Lehrsatz von ihm sollten wir uns besonders merken: *»Blutdruckschwankungen haben ihre Ursache in der genossenen Stärke! Ferner: Kohlensäure aus dem gärenden Kohlenhydratstoffwechsel beschleunigt Deinen Herzschlag. Es gibt also bei diesen Herzproblemen eine ganz einfache Heilung: Verzichte auf den Verzehr stark stärkehaltiger Kohlenhydrate!«*

Wurde Dir jemals von einem Arzt oder Heilpraktiker gesagt, daß im Verzehr von »leckerem« Brot der Grund für Deinen zu hohen oder zu niedrigen Blutdruck oder Deine zu hohe Herzschlagfolge zu finden ist? Mit Betablockern oder Kalziumantagonisten, welche überhaupt nicht in der Lage sind, die Ursache zu beseitigen, wird Deine verbliebene Herzleistung künstlich noch mehr herabgesetzt – von den starken Nebenwirkungen dieser chemischen Präparate einmal abgesehen. Oft genug bescheren sie Dir Leberschwäche und Impotenz. Wenn Du erst damit begonnen hast, diese giftigen Pillen einzunehmen, kommst Du fortan nicht mehr davon los. Auf der anderen Seite werden bei Herzschwäche Antriebsmittel, wie das in der Pflanzengattung vorkommende Digitalis, verschrieben. Du benötigst aber ein kräftiges Leistungsherz! Der Schöpfer hat unser Herz für 300 Lebensjahre geschaffen. Wir selbst ruinieren seine kräftigen Muskeln Tag für Tag ein bißchen mehr durch die Einnahme von falscher toter Kost, Medikamenten und durch zu wenig Bewegung! Muskeln müssen bewegt werden, oder sie bilden sich zurück. Alles, was nicht aktiviert wird, erlahmt. Du selbst bist der Herzschädiger. Diese Einsicht sollte Dein erster Schritt auf dem Weg zur Besserung sein. Warum rennst Du jetzt noch zum Herzspezialisten, wenn Du Dir über die Ursache Deiner Herzbeschwerden im klaren bist? **Die Heilung fängt in Deinem Kopf an!**

Diese einfache, aber äußerst wirkungsvolle Methode hat ein Naturheiler bei *Dr. Walkers* Erkrankung angewandt und wurde von diesem in einem seiner Bücher beschrieben. Ständige Frischluftzufuhr und ein warmes Bad tun ein übriges. Heute hat man das Fett zum Alleinschuldigen abgestempelt. Doch gibt es in Wirklichkeit **zwei** Hauptübeltäter: hitzebehandelte Stärkekörner und Fette. Beide sind in der heutigen Kost zu fast 100 Prozent verbunden. Diese Störer in trauter Gemeinschaft solltest Du meiden wie die Pest. Wir werden später sehen, daß die Rohkost drei »essentielle«, lebenswichtige Fettsäuren enthält, die wir nicht selbst bilden können: **Linol-, Linolen- und Archidonsäure.** Ihr entscheidender Vorteil beruht darauf, daß sie nicht behandelt und totgekocht sind, wenn wir sie in Form von naturbelassenen Früchten und Gemüse zu uns nehmen. Diese Fette sind gesund und setzen sich auch nicht in und an den Arterien ab. Selbst in Äpfeln sind davon sechs Prozent an Kalorien enthalten. Brokkoli hat 15 Prozent, Kohl 13 Prozent **gute** Fettkalorien. Des weiteren sind Avocados und natürlich Nüsse ausgiebig mit diesen **guten** Fettsäuren versehen. Die Natur hat es schon so eingerichtet, daß wir täglich nur eine geringe Menge (weniger als 14 Gramm) dieser Fette benötigen. Mitunter empfehlen Experten die erhöhte Einnahme mehrfach ungesättigter Pflanzenöle. Das ist wiederum eine gefährliche Übertreibung. Damit handeln wir uns noch mehr schädliche **freie Radikale** (von denen später die Rede sein soll) ein, gegen die unser Organismus schon wegen des großen Anteils von Kochkost vergeblich ankämpft. **Kein einziges Gramm Fett kommt _isoliert_ in der Natur vor.**

Alles läuft immer wieder auf die folgenreiche Anwendung von Kochhitze hinaus, die ausschließlich wir als einzige Lebewesen dieser Erde benutzen. Ein zweites großes Handikap ist die behördlicherseits zwangsweise verordnete »Veredelung« aller Milchprodukte in Form von Homogenisierung, Pasteurisierung und Sterilisierung – eine nur aus Angst vor Mikroben und mit der längeren Haltbarkeit der Milcherzeugnisse begründete Maßnahme! Milch ist kein notwendiger Grundnährstoff für uns Menschen, auch hierin unterscheiden wir uns eindeutig von den Tieren. Du solltest auf diese degenerierte weiße Fabrikware, die hochgradig allergieerzeugend und säurebildend ist, verzichten.

Bereits im Jahre 1876 hat ein anderer Pionier, der britische Arzt _Dr. E. Densmore,_ vor der Britischen Ärztegesellschaft verkündet: »_Tausche Brot und Getreide mit Früchten, und Du machst die größten Fortschritte in Deiner gesundheitlichen Situation!_«

Beide Forscher – sowohl _Densmore_ als auch _Walker_ – fordern nach bitteren Erfahrungen mit Nachdruck: Vermeide stärkereiche Kohlenhydrate aller Art, einschließlich Zucker, und bevorzuge frisches Obst und Gemüse. Natürlich benötigen wir Kohlenhydrate als Hauptenergiestoffe, aber nur solche aus rohem Obst und Gemüse. Sie sind stärkearm und leicht verdaulich.

Brot ist der »Stoff des Todes«

Dieses vernichtende Urteil fällten die Doktoren *Walker, Densmore und De Evans* über eines unserer vermeintlichen Grundnahrungsmittel. Nimmt man die durch Körner verursachten Schäden in Kauf, so ist auf diese Weise zwar nicht die Existenz gefährdet, aber auch nicht gewährleistet, auf höchstem gesundheitlichen Niveau zu leben. Eine Fülle von Erkrankungen beruht auf dem Verzehr von Brot, vor allem Arteriosklerose und Rheuma in jeder Variation. Die Protagonisten der Vollwertkörner unterliegen alle einem schweren Irrtum, den sie früher oder später mit Steifheit, Schwäche sowie Hör- und Sehkraftminderung büßen werden. Geradezu **gefährlich** ist es, daß sie mit ihren *starken, unfehlbar klingenden Tönen* heilungsuchende Menschen in ein chronisches Krankheitsstadium führen.

Ein Hauptproblem der Brot- und Getreidekost beruht darauf, daß die Schäden erst spät auftreten und sich dann sehr schwer heilen lassen. Außer häufigen Katarrhen, Erkältungen, Verschleimungen, beginnenden Versteifungen, rheumatischen Muskelschmerzen, Magenbeschwerden – beispielsweise durch Sodbrennen und saures Aufstoßen – merkt man vorerst wenig. Diese Alltagswehwehchen werden kaum zur Kenntnis genommen. Erst beim Kaffeeklatsch schwadronieren alle darüber. Doch gegen den übersäuerten Magen gibt es ja billige Lutschtabletten, die letzten Endes die Resistenz der Magenwände noch mehr schwächen. Sauer macht doch lustig, oder? Aber anhaltende Übersäuerung beschert Dir mit der Zeit einen hübschen Magendurchbruch und nette Geschwüre! **Getreidesucht und zu wenig körperliche Anstrengung** sind ebenfalls Mitauslöser für eine schleichende Arteriosklerose (Verkalkung). Um es mit den Worten von *Dr. med. Devrient* auszudrücken: »*Die ärgsten Feinde der menschlichen Gesundheit sind nicht die Bakte-*

rien, sondern Bequemlichkeit, Mangel an Verantwortungsge-fühl, Gleichgültigkeit gegen sich und andere, Verwechslung von Biologie und Technik und der Mangel an Mut und Bekenner-tum!«

Die stark getreideorientierte *Waerlandkost,* die ich etwa 20 Jahre lang gegessen habe, führt zu einer solchen spät auftre-tenden Krankheitssituation. Der damalige schweizerische Lei-ter der *Waerlandbewegung, Gustav Gattiger,* erkrankte noch mit 80 Jahren an einem bösartigen Krebs, dem er alsbald trotz mehrerer Fastenperioden erlag. Er schrieb mir einen bitteren Anklagebrief, daß man trotz gesunder *Waerlandkost* nicht ge-gen Krebs gefeit sei. *Gattiger* hatte mein erstes Buch von 1975 gelesen, in dem ich mich bereits in scharfer Form gegen das *»gesunde«* Brot wandte. Während dieser Getreidephase wurde mein zweiter Sohn konfirmiert. Ich aber mußte mit einer schweren Erkältung und beginnender Lungenentzündung das Bett hüten! Ich habe wirklich Verständnis dafür, wenn Men-schen den Protagonisten der Getreidekost höchste Bewunde-rung zuteil werden lassen. Auch ich verhielt mich nicht anders und bin *Are Waerland,* dem Kruskamann, sogar nachgereist.

Du schraubst mit den in der Getreidekost vorhandenen stark stärkehaltigen Kohlenhydraten Deine Blutzuckerwerte und als Reaktion darauf den Insulinspiegel im Blut kräftig in die Höhe. Mit Hilfe des in der Bauchspeicheldrüse produzierten Peptid-hormons Insulin muß der Körper den hohen Blutzuckergehalt auf ein erträgliches Maß regulieren, wobei die Toleranzschwel-le nicht sehr hoch ist. Der dem menschlichen Körper äußerst abträgliche hohe Verzehr von Zucker und hitzebehandelten Kohlenhydraten läßt Deinen Insulinspiegel den erlaubten Wert überschreiten und anschließend leider immer wieder unter den Normalpegel absinken. Mit einem entsprechenden Adrenalin-stoß als Gegenmaßnahme versucht unser Körper darauf zu rea-gieren, indem er unsere Glykogenreserven aktiviert. Dieses stetige Auf und Ab ist jedoch letztendlich die Ursache für viele

Deiner nervlichen und körperlichen Beschwerden. Am Ende einer solchen Berg- und Talfahrt lauert nicht selten eine große Gefahr: die Zuckerkrankheit, an der allein in Deutschland fünf Millionen Menschen leiden. Weitere Millionen sind auf dem besten Wege dorthin. **Gefährliche, oft zum Tode führende Komaanfälle können sowohl bei Insulinmangel als auch bei Überschreitung der Insulinwerte jederzeit auftreten. Übrigens spricht man im Zusammenhang mit der Zuckerkrankheit von *Broteinheiten, nicht von Obsteinheiten.*** Die wissenschaftliche Bezeichnung für die Unterzuckerung ist, nebenbei bemerkt, Hypoglykämie, und sie wird von vielen Heilkundigen aus Unkenntnis als Nervenzerrüttung fehldiagnostiziert. Dabei ist sie lediglich eine Konsequenz aus der Stärke- und Zuckersucht, die in einer Alkoholabhängigkeit münden können. Zuckerkranke sollten auf jeglichen »Genuß« von Alkohol verzichten, da sich mit ihm und Stärke ein Gleichgewicht in der Ernährung kaum aufrechterhalten läßt. Unser Körper regelt Blutzuckerschwankungen automatisch. Diesbezügliche Störungen hast Du allein Deiner gedankenlosen Lebensweise zu verdanken. **Die Ursache für Zuckerkrankheit ist aber nicht nur im übermäßigen Verzehr von Stärke zu suchen, ebenso verhängnisvoll wirkt sich die zu hohe Eiweiß- und Fettzufuhr aus.**

Wer ist in der Lage, diese Binsenweisheit von *Dr. Walker* und seinem Naturheiler zu bestätigen? Du selbst. Ein einfacher Test soll Dir dabei helfen: Verzichte für einige Wochen auf den ganzen oben erwähnten »Ernährungsschrott«. Verbanne Zucker, Brote, auch aus Vollkorn, Mehl, Reis, Kuchen, Pizzas, Nudeln und dergleichen aus Deinem Speisezettel. Schau Dir jedes Lebensmittel-Etikett wegen etwaiger Hinweise auf Zucker- und Stärkearten genau an; selbst die Soßenbinder zählen dazu. Als verhängnisvoll erweisen sich hier die Müslis, in denen noch alle möglichen sonstigen Zutaten enthalten sind. **Diese** Kohlenhydrate machen krank und nicht gesund, wie uns die Werbung glauben machen will. Ein derartiger Schlingerkurs behindert und zerstört schließlich viele Deiner Organe. Alles ist ständig in Aufruhr. Deine Schilddrüse produziert das den Kreislauf anregende Adrenalin, um Glykogen in die Blutbahn zu werfen; die Nebennieren bilden das schmerzlindernde Streßhormon Kortison, während Deine Bauchspeicheldrüse, die bei diesen Erkrankungen oft um das Zweieinhalb- bis Dreifache vergrößert ist, den Kreislauf mit Insulin versorgt. Dein Magen hängt oft wie ein ausgedehnter Beutel bis zur Blase hinunter. Der Wiener Arzt *Dr. Rosendorff* nannte diese Magenerweiterung **Ptose** und sah darin eine Haupterkrankung.

Du wirst feststellen, daß es Dir gleich besser geht, wenn Du diese heftige Wellenbewegung allmählich glättest. Du fühlst Dich zunehmend gesünder, schlanker, leichtfüßiger und vitaler. Deine Krampfadern an den Beinen bilden sich ebenso zurück wie die dicken Knie. Als **Brotknie** beschreibt ein Unternehmer sein Leiden, wenn er mal wieder auf dem Wege zu einer Fastenkur in Westerland in mein Büro humpelt. Damit meint er seinen Rückfall in die Brotsucht. Des weiteren verschwinden schmerzhafte Hämorrhoiden, und Dein Herz arbeitet viel ökonomischer, wenn es nicht mehr mit diesem lästigen Stärkekleister zu kämpfen hat. Folglich lagert sich auch keine gelbliche, zähe, gummiartige Masse an und in Deinen Arterien ab – die letzte Ursache von Durchblutungsstörungen. Deine Nerven werden wieder stark wie Drahtseile. **Die Natur heilt alles, aber nicht alle Menschen. Sie kann nichts wieder hinzaubern, was Du aus eigener Schuld gegen ihre Gesetze fahrlässig zerstört hast.**

Um völlig sicherzugehen, könntest Du jetzt probeweise zur alten Kost zurückkehren. Binnen weniger Wochen wirst Du wieder unter Deinen alten Beschwerden und einem erneut aufgedunsenen Gewebe zu leiden haben! **Warte nicht auf wissenschaftliche Beweise, die gibt es bei der Testung von Lebendigkeit nicht. Vergiß Experten, die sich von irgend jemandem bezahlen lassen. Sie singen stets das Lied der Geldgeber.** Heute sind Menschen mehr denn je bestechlich. Man kann sich praktisch jedes Gutachten erstellen lassen – wenn man nur über das notwendige Kleingeld verfügt. So sagte bereits *Milo Hastings,* der Herausgeber des Magazins *»Physical Culture«: »Ich werde jede Sache unterschreiben – Hauptsache, ich bekomme dafür einen Anzeigenkontrakt!«* Du liest ja täglich diese gegensätzlichen »Experten«-Aussagen. Wenn sich jemand auf negative Weise über die langlebigen Produkte in den Lebensmittelregalen äußert, treten garantiert kurz darauf Experten auf den Plan, die das Gegenteil behaupten. Ein solches Für und Wider vermag der Laie unmöglich zu durchschauen. Er verläßt sich am besten darauf, jene Produkte zu essen, wie sie die Natur uns seit undenklichen Zeiten zur Verfügung stellt. Die Kranken können keine wissenschaftlich getarnten Mörtelträger und Maurer gebrauchen, sie wollen gesund werden. Etliche Wissenschaftler leiden zudem unter ihrer Selbstgefälligkeit.

Du kannst weder Schwerkraft noch Elektrizität, noch Magnetismus sehen, aber fühlen, wenn Du einen Stromschlag bekommst oder Dir ein Stein auf den Kopf fällt. Alle Zellen und Nerven benötigen elektrische Impulse, die nur lebendige Nahrung, also Rohkost, zu liefern imstande ist. Alles Hitzebehandelte jedoch ist elektrisch tot. Wiederhole diesen Test, wann immer Du magst. Höre nicht auf Laborwissenschaftler, die nur lebloses Material prüfen können. **Der Mensch ist eine biologische und keine chemische Einheit.** Ich hoffe, Du wirst nach Deiner niederschmetternden Erfahrung nicht das Handtuch werfen. Vergiß alle Wunderkuren und sensationellen Heilmittel, auch neue **Kochbücher** – ganz egal, von wem sie stammen. **Die Natur und Deine Disziplin sind Deine einzigen Heiler.** Du brauchst nur Deine schädlichen Gewohnheiten, die von Deinen Eltern und Großeltern weitergegeben wurden und somit bereits in früher Kindheit begannen, aufzugeben.

Verzichte auf Körner aller Art!

Brote, Getreide, Kuchen, Kekse und Zucker als entwicklungs-geschichtlich sehr junge Nahrungsmittel sind neben Fleischpro-dukten Dein Verderben. Meine bitteren Erfahrungen aus jahr-zehntelangem Verzehr von Körnernahrung und die Aussagen vieler Freunde können das bestätigen. *Walter Sommer* aus Hamburg wurde nicht müde, die verhängnisvolle Wirkung ge-backener und gekochter Körner anzuprangern. Seine Frau Lie-sel konnte nicht ganz von warmen Gerichten, Brot und Kuchen lassen. Nach einem Oberschenkelhalsbruch ist sie trotz bester Betreuung durch ihren Mann nicht wieder gesund geworden und verstarb mit 75 Jahren, während *Sommer* es auf 99 Lebens-jahre brachte.

Prostataerkrankungen

Mit dem Kochtopf zubereitete Mahlzeiten und vor allem alles Eßbare aus Getreidekörnern sind für die Vergrößerung und Verhärtung der Prostata verantwortlich! Das ist Dir neu? Nun, alle echten Rohköstler vertreten diesen Standpunkt: *Dr. Wal-ker* befreite sogar noch einen 87jährigen Prostatakranken, der schon einen Dauerkatheter trug, von seinen Beschwerden. **Er mußte auf seine Lieblingsnahrung Brot und andere Getreide-erzeugnisse verzichten. Während meiner Körnerzeit hatte auch ich unter Prostatitis und einer Vergrößerung der Prostata zu leiden.** Rohkost half, sie vollkommen zu beseitigen. Ich wieder-hole es immer wieder: Versuche es auch, bevor Du das Skalpell an Deine Prostata heranläßt – häufige Folgen des Eingriffs sind Impotenz und das Tragen von Binden. Auch *Prof. Hackethal* hat seinen als *Haustierkrebs* bezeichneten Prostatakrebs nicht operieren lassen. Allerdings räumte er in seiner Fernsehdiskussion über Prostataerkrankungen im Mai 1995 mit *Frau Dr. Kühnemann* ein, daß er seine *Pinkelstraße* (Originalton Hackethal) mit einer neuen Errungenschaft der Apparatemedizin behandeln lassen mußte. Mit Infrarotüberwärmung brannte Hackethals Assistent seinen Harnleiter wieder frei! Wie lange wirkt sich dieser Eingriff – wenn überhaupt – positiv aus? In besagter Diskussion wurde jedoch die Ursache des Leidens mit keinem Wort erwähnt: Getreide- und Zuckerschleim. **Eiweiß- und Stärkemüll verdicken und verstopfen Deine feinen Haargefäße sowohl in der Prostata als auch in allen anderen wichtigen Organen, wie etwa in Herzkranzgefäßen und Nieren.**

Manche Menschen bekommen einen regelrechten Schock, wenn ich *»unser tägliches Brot«* und Getreide ablehne. Auf Fleisch würde man ja noch verzichten können – aber doch nicht auf das »leckere Brot«! Wo es doch so schwerfällt, an einem Bäckerladen, aus dem heraus es verführerisch duftet, vorbeizugehen! Umgekehrt sollte es sein. Wenn Du noch nicht bereit bist, voll auf Rohkost umzusteigen, dann bevorzuge einstweilen lieber ausgekochtes Fleisch statt Brotgetreide. Ich wiederhole: Die Puddingvegetarier, wozu ich alle Körnerleute rechne, sind kranker als moderate Fleischesser. Du wirst später sehen, wie ich Fleisch in Wirklichkeit beurteile. Hier jedoch geht es um Kleistergetreide **oder** Fleisch!

Damals kannte ich die langfristig schädliche Wirkung gebackener und gekochter Getreidegerichte noch nicht. *Kollath, Waerland, Oshawa, Bruker* und andere waren doch in aller Munde. Seitdem werde ich mehr noch als von Fleischessern von den Protagonisten der Körnernahrung beschimpft, weil ich ihre »heilige Kuh« kompromißlos schlachte. Brot und Getreide als

Hauptnahrungsmittel sind zu 60 Prozent *(Robert S. Ford)* für die Krankheiten verantwortlich! Sie sorgen in erster Linie für die frühzeitige Versteifung und Vergreisung; sie kennzeichnen einen **alten** Körper – ohne Rücksicht auf Anzahl der Lebensjahre! Alter allein verhärtet weder Arterien, noch versteift es Muskeln und Gelenke. Es gibt vergreiste, steife Vierzigjährige und geschmeidige Siebzigjährige!

Die beliebten Müslis und Vollkornbrote sind mehr für verkalkte Adern verantwortlich als in Maßen verzehrtes Fett oder Fleisch! Nur sollte man Fleisch grundsätzlich auskochen sowie die Rheuma-, Urin- und Harnsäuresoße eliminieren, wie das der deutsche Reformarzt *Dr. med. Steintel* und der britische Arzt *Dr. De Evans* immer forderten. Die Fleischfresser unter den Tieren besitzen einen kurzen Verdauungskanal und das Verdauungsenzym Urikase, um die beim Fleischverzehr anfallende Harnsäure neutralisieren zu können. Wir Menschen dagegen haben einen langen Kanal und kein Urikase – ein Hinweis des Schöpfers, daß wir von Pflanzenkost leben sollten.

»So ungesund, wie Vegetarier Fleisch hinstellen, kann es nicht sein. Es kommt auf die Menge an. Wenn man die Brühe wegtut, bleibt gutes Eiweiß zurück« (Steintel). Ich würde dieses Eiweiß als Kompromißeiweiß bezeichnen. *»Die Befürworter von ganzen Körnern im Vergleich zu ihren verfeinerten Arten machen ihre Arbeit zu gut. Vegetarier sind gewöhnlich große Esser von Getreide. Sie wären durch kleine Fleischmengen weniger gefährdet«* (Dr. Shelton).

Dem »Genuß« hitzebehandelter Körner habe ich des weiteren Erkältungen, Bronchitis, Lungenentzündung und *Herpes Zoster* zu verdanken. Wir können die Körner nicht recht verdauen, da uns beispielsweise der Kropf der Vögel als Organ zum Vorverdauen fehlt. Der Vollwertkörnerrummel wirkt sich auf uns Menschen äußerst schädigend aus. **Kein Gramm Stärke kommt im Körper vor.** Diese Stärkemoleküle müssen vollständig verdaut und verbrannt werden. Nur das in kleiner Menge im Mundspeichel vorhandene Enzym Ptyalin vermag Stärke aufzuschließen, wenn intensiv gekaut und eingespeichelt wird. Später geschieht nicht mehr viel mit dieser Stärke, weil von dem nur spärlich in der Bauchspeicheldrüse vorkommenden Enzym Amylase keine nennenswerte Wirkung ausgeht. Resultat: Unverdauter Stärkeschleim lagert sich überall im Körper ab und verursacht auf längere Sicht Beschwerden, wie beispielsweise Brotschnupfen, -rheuma, -asthma, -bronchitis, -prostata, -lungenentzündung, -knie, -steife.

Lassen sich diese Leiden nun ausschließlich auf das Brot zurückführen? Natürlich nicht – dies trifft auf alle Körner zu. Außerdem produziert Getreide – mit Ausnahme von Hirse – große Mengen Säure und greift aufgrund dessen die Kalziumvorräte des Körpers an. Durch das Getreide als Hauptnahrungsgrundlage entstehen weiche Knochen – siehe die vielen Hüftgelenkoperationen! Und schließlich wird Brot ja nicht für sich gegessen, sondern zusammen mit viel Wurst, Käse, Marmelade, Honig. **Vorwiegend** Stärkekohlenhydrate in Verbindung mit **vorwiegend** Eiweiß, wie Fleisch und Käse, sind eine Kombination, die unser Organismus nicht völlig verdauen kann. Die Folgen sind Magenbeschwerden, gegen die wiederum diverse Mittelchen herhalten müssen. Auch in der natürlichen Frischkost kommen Kohlenhydrate und Aminosäuren zusammen vor. Sie sind jedoch ohne Hitzebehandlung vom Körper leicht verdaubar – im Gegensatz zur konzentrierten Feuerkost, von der hier die Rede ist! Kaue doch mal getrocknete Erbsen und Bohnen ohne vorheriges Einweichen und Kochen!

Unser heutiges Brot ist nicht nur durch Backhitze zerstört, sondern auch mit chemischen Zusätzen versetzt. Eine Sendung des *Norddeutschen Rundfunks* brachte es am 2. August 1994: Etwa 1000 verschiedene chemische Backhilfsmittel werden heute in der Backwarenindustrie verarbeitet. *Zystein* wird zu 95 Prozent dem Teig für die Brötchen untergemischt, damit sie schön aufgehen und angeblich besser schmecken. Der Lebensmittelchemiker *Udo Pollmer* erklärte in der Sendung die Zusammensetzung von *Zystein:* chinesisches Menschenhaar (billig) und Schweineborsten. Na denn: **Guten Appetit!**

Unbestritten ist, daß wir uns auch von Körnern ernähren können und dies in Notzeiten sogar müssen. Die Körnerkost kam erst mit Ackerbau und Viehzucht auf und dürfte gerade mal 6000 bis 8000 Jahre alt sein. Brotkörner wurden in Ägypten aus Gräsern kultiviert, die ursprünglich den Steinsprengungen für den Pyramidenbau dienten und heute unbekannt sind. Die Vorteile des Getreides beruhen auf der kurzen Anbauzeit und der langen Haltbarkeit. Diese Fähigkeit wird aber teuer erkauft, weil Körner eine bevorzugte Nahrung für Insekten und Mäuse sind und daher mit Pestiziden behandelt werden müssen, die der Körper wiederum in kleinen Mengen stetig assimiliert. **Lerne daraus: Schränke Stärkekost drastisch ein – viel besser noch: Tausche Stärke voll und ganz gegen Früchte aus!**

Inzwischen hat die Bäckerei *Lubig* in Bonn ein Laktosebrot entwickelt, dessen Körner enzymatisch aufgeschlossen sind. Damit wurde ihnen die schwerverdauliche, explosive Stärkewirkung genommen. Wenn Du meinst, ab und zu etwas »Handfestes zwischen den Zähnen« zu benötigen, dann bevorzuge dieses Brot. Unverdaute Stärkekörner erreichen über die Darmschranke unser Blut und unseren Urin und bauen so überall Hindernisse im Organismus auf. Merke: Stärkemoleküle sind in Wasser, Alkohol oder Äther unlöslich und verwandeln in heimtückischer Manier langfristig, laut *Dr. Walker,* **die Leber in ein hartes Brett.** Wie soll unsere wirkungsvolle chemische Entgiftungsvorrichtung da noch erfolgreich arbeiten können?

Der Stärkeschleim ist die bevorzugte Nahrung für Mikroben und Würmer. Sie verwandeln die angesammelten Stärkemoleküle in Eiter, der schließlich die Haut durchdringt. Darum leiden so viele Menschen unter Hautausschlägen, wie Akne,

Schuppenflechte und Pickeln. Besonders Jugendliche sind davon betroffen. Erkrankte Kinder haben dies zumeist den mangelnden Gesundheitskenntnissen ihrer Eltern, die in dieser Hinsicht keine Vorbildfunktion ausfüllen, zu verdanken.

Gibt es überhaupt soviel Schleim? Ein paar Besuche im Krankenhaus könnten Dir bei der Beantwortung dieser Frage behilflich sein. Dort würdest Du dann sehen, wie die Kranken verzweifelt versuchen, den festsitzenden, klebrigen Schleim abzuhusten. Ich habe noch die provokante Forderung im Ohr, die der damalige Präsident der *Deutschen Gesellschaft für Ernährung,* der **Psychologe** *Prof. Pudel,* in einer Fernsehdiskussion zum Thema Fasten an Herrn *Beyer* stellte: »*Sie würden der deutschen Ärzteschaft einen großen Dienst erweisen, wenn Sie die Schlacken im Körper nachweisen könnten!*« Hier und jetzt lautet meine Aufforderung an den Theoretiker *Pudel:* Schauen Sie sich den angesammelten gelben, oft grünen Schleim in den Papiertaschentüchern doch mal genauer an! Warum verordnen die Ärzte denn so häufig schleimlösende Präparate, wenn es Kleister (Schleim) nicht gibt? Vor lauter unnützem Wissen ist diesen Wissenschaftlern das einfache Denken verlorengegangen!

Getreidekleie aller Art als Darmbürste *(Waerland)* muß eine Absage erteilt werden, da die grobe Kleie mit ihren scharfen Kanten die empfindlichen Darmwände ständig bis zu deren Entzündung *(Kolitis* und *Morbus Crohn)* reizt. Grobstoffe aus Obst und Gemüse halten den Darm dagegen geschmeidig und weich. Ich denke noch mit Schaudern an *Waerlands Darmbürste,* die uns jeden Morgen ans Bett gebracht wurde. Sie bestand aus Kleie, Leinsamen und ausgekochtem Restgemüse. Diese Mischung begann schon im Hals zu kratzen.

Oft sieht man Menschen mit schlankem Gesäß, während ihr Bauch sich vorwölbt. Ursache hierfür sind die durch die Körnerpampe aufgeblähten Därme, die zudem auf innere Organe, wie Blase und Gebärmutter, drücken.

Schlußfolgerung: Wenn ich auf diesen Seiten über die Schäden von Brot und Getreide sprach, so war damit der langfristige Verzehr von **gebackenen und gekochten Körnern** gemeint. Sind nun die zuvor eingeweichten Körner von Müslis besser? Nein, im Gegenteil, denn wie im Fall des groben Wildgemüses können wir Menschen die Zellulose überhaupt nicht verdauen, weil uns das notwendige Enzym **Zellulase** fehlt. Die durch Wasser aufgequollenen Körnermoleküle vermögen unsere Verdauungssäfte zunächst nicht aufzuarbeiten. Wenn man dieses Müsli nun noch mit Zusätzen wie beispielsweise Zitronensaft, Sahne, Nüssen, Bienenhonig »veredelt«, wird es noch schwerer verdaubar. **Es ist ernährungsmäßiger Unsinn, die paar Löffel eingeweichte Samen als dringend notwendige Frischkost zu bezeichnen!** Ein richtiger Körnerfreak gibt sich mit diesem **Müsli-Wahn** allerdings nicht zufrieden. Das Ganze muß schon mit einem »richtigen« Frühstück, bestehend aus Vollkornbrötchen, dick Butter, Bienenhonig, Käse oder Eiern, abgerundet werden.

Wenn Du vorerst nicht auf Samen und Körner verzichten kannst, dann **müssen** diese hitzebehandelt werden, damit sie sich überhaupt verdauen lassen. Körner sollten letzte Wahl sein, sie enthalten zuviel Phosphor- und Phytinsäure, kaum Kalzium und ebensowenige andere wichtige basische Mineralien. Neben Bohnen und Erbsen sind sie schwer zu verdauen, sie erzeugen Blähungen und Alkohol *(jedes Körnchen und Böhnchen ein Tönchen)*. Körnerstärke benötigt eine acht- bis zwölfmal längere Verdauungszeit als Kartoffelstärke, die dazu basisch ist. Ein Hinweis für Allergiker: Nach der Milch verursacht Weizen am häufigsten allergische Reaktionen. Ferner ist das Gluten (ein Eiweißmolekül) in Weizen, Gerste und Hafer für uns Menschen unverdaulich, weil uns die dazu erforderlichen Enzyme fehlen.

Viele Menschen, besonders Kinder, leiden an Zöliakie. **Kindern bis zu zwei Jahre sollten Getreideprodukte generell vor-**

enthalten werden. Eltern, die dies nicht beachten, lassen es unwissentlich zu, daß die Darmwände ihrer Kinder schon früh zerstört werden. Resultat ist eine lebenslange Allergie gegen Getreide. Während des Übergangs sollte zu allen Körnerprodukten viel Grünblattgemüse als basischer Puffer gegen die Säurewirkung gegessen werden.

Getreidekörner enthalten etwa drei Prozent Fett. Dieses Fett wird durch Hitze in eine zähe, nicht lösbare, gummiartige Masse verwandelt. Ein solcher »Kautschuk« sammelt sich schließlich in und an Deinen Arterien an. Die Brotsteife läßt grüßen!

Früchte sind die Idealnahrung

Sie haben alles, was unser Körper jederzeit benötigt: in ihrer Trockenmasse etwa 90 Prozent Glukose-Fruktose (Fruchtzukker), etwa vier bis sechs Prozent Aminosäuren, etwa zwei bis drei Prozent Mineralstoffe, etwa zwei Prozent wichtige Fettsäuren und etwa ein Prozent Vitamine, einschließlich aller Mikronährstoffe. Früchte werden ungekocht, ungemischt und ungewürzt gegessen. So sollte Deine Nährstoffbilanz immer aussehen. Allein unser Gehirn verbraucht 25 Prozent der Körperenergie. Deine Denkkraft hängt von freien Arterien und Fruchtzuckerzufuhr ab.

»Feigen oder Schweine, Früchte oder Tiere? Die reinste Nahrung sind Früchte. Obst hat das engste Verhältnis zum Licht. Die Sonne gießt eine fortwährende Flut von Licht in die Früchte. Und sie liefern die beste Nahrung, die ein Mensch benötigt, um Körper und Geist aufrechtzuerhalten!« (Dr. Alcott)

»Früchte sind am reichsten an Fruchtzucker, dem besten von

allen Zuckern. Er zeigt Stärke im Stadium vollständiger Verdauung und ist für eine sofortige Aufsaugung und Aufnahme bereit. Wegen dieser leichten Aufnahme wirken Früchte erfrischend bei müden Personen. Die beste Art von Fruchtzucker ist in süßen Früchten, wie Trauben, Datteln, Bananen, Feigen, Rosinen, enthalten. Diese Zucker kommen in vorverdauter Form vor und sind gut ausbalanciert mit Mineralien und Vitaminen. Diese Früchte sind ganzheitlich, natürlich, schmackhaft und voll von lebenerhaltenden Qualitäten. Kein Koch, kein Pralinenhersteller oder Fabrikant kann annähernd diese köstlichen Produkte aus dem vitalen Sonnenlaboratorium nachmachen!

Süße Früchte sind der Stärke als Kohlenhydrate hoch überlegen. Der Mensch ist ein subtropisches Lebewesen, und sein Verlangen nach Süßem ist ein Überbleibsel seiner Gewohnheit, sich von süßen Früchten zu ernähren, die so überreichlich in den Tropen und Subtropen wachsen. Dr. Densmore verlangt eine betont stärkearme Ernährung und besteht auf den Austausch von Stärkenahrung, wie Körner und Samen mit süßen Früchten. Er erklärt zu Recht, daß süße Früchte die größte Menge an Nährstoffen liefern und ein Minimum an Verdauungsanstrengung erfordern.« (Dr. Shelton)

Deine heutige gutbürgerliche Kost kann neben den erwähnten totgekochten Kohlenhydraten Fett- und Fleischanteile von jeweils maximal 40 Prozent enthalten. Der Rest von 20 Prozent ist ebenfalls bis zur Asche feuerbehandelt. Diese leblose Mischung, Stärke – Fett – Fleisch, ist eine erbärmliche Komposition.

Ein Mensch, der *nur* Fleisch ißt, stirbt nach 21 Tagen. Aber einer, der sich *ausschließlich* von Früchten ernährt, wird immer munterer. Anhand einer Monokost kannst Du nachvollziehen, was naturgemäße Kost für uns Menschen einmal war und heute noch ist. Wie die Tiere in freier Natur sind auch wir Menschen Kreaturen aus Fleisch und Blut. Der große Unterschied besteht darin, daß diese Lebewesen alles so genießen, wie sie es in ihren

Lebensräumen vorfinden. Wir jedoch umtanzen das Goldene Kalb, den Kochtopf. Trotz der von uns Menschen fahrlässig herbeigeführten Umweltschäden vollenden Tiere ihr vom Schöpfer vorgesehenes Lebensalter, nämlich das Sechs- bis Siebenfache ihrer Entwicklungszeit. Für den Menschen würden das 120 bis 130 *normale* Jahre bedeuten. Doch wir geben uns lieber mit einer Flut von Medizin- und Kochbüchern ab und sterben im Durchschnitt (Frauen um 79, Männer schon mit 72) vorzeitig. Unserem Tod geht allerdings ein lebenslanges, langsames Dahinsiechen voraus. **Das sind Tatsachen, vor denen niemand, der sich mit gesunder Lebensweise beschäftigt, die Augen verschließen kann. Du jedoch hast die Freiheit, Dich entweder vorzeitig mit Messer und Gabel ins Grab zu schaufeln oder »auf der Hochzeit Deiner Urenkel noch Polka zu tanzen«** *(Dr. Willix).* Du wirst später lesen, daß der einstmals 226 Pfund auf die Waage bringende ehemalige Herzchirurg *Dr. Willix* heute ein schlanker, vegetarisch lebender Marathonläufer ist, der sogar an der härtesten Ausdauerprüfung, dem auf Hawaii veranstalteten Triathlon-Wettbewerb *»Ironman«,* teilgenommen hat.

Kann man von Früchten allein leben?

Man kann – sogar gut. *Essie Honiball* ernährt sich seit 1976 von nichts anderem. *Dr. Carrington* hat es fünf Jahre lang erfolgreich ausprobiert, wobei er seine Leistung verdoppelte. Ein Mann aus Florida aß sechs Jahre lang ausschließlich Orangen. Der an der Universität von Kalifornien tätige *Prof. Jaffa* berichtete über Versuche mit einer Gruppe Chinesen, die sieben Jahre lang nur Früchte vorgesetzt bekamen. Sie waren gesünder und arbeitsfähiger als je zuvor. Ihre Kinder beeindruckten durch besondere Robustheit, zwar rannten und spielten sie den ganzen Tag wie ihre Altersgenossen, doch blieben sie im Gegensatz zu diesen von Erkältungen und anderen Kinderkrankheiten völlig verschont.

Prof. Jaffa: »*Früchte sollten als die beste Kost bezeichnet werden und nicht nur als übliche Beigabe zur Mahlzeit. Sie allein gewährleisten Gesundheit und Vitalität!*«

Dr. Victor Pauchet (Paris, 1909): »*Früchte haben keine Toxine, sie sind aber ein schlechtes Medium für Keime in den Verdauungsorganen. Das Wasser in Früchten ist reiner als das beste Brunnenwasser. Glukose-Fruktose (aus Früchten) ist am besten aufnehmbar. Sie ist sättigend, nicht giftig und förderlich für die Verdauung.*«

Obst liebt mich nicht

Es muß umgekehrt heißen: Du hast etwas gegen Obst, weil Du einen für die Obstkost wichtigen Lehrsatz nicht beachtest – nämlich: **Früchte immer nur in den nüchternen, völlig leeren Magen.** Jede Kombination mit anderer Nahrung erweist sich grundsätzlich als schädlich! Das ist es, was auch manche »Fachleute« für Obsternährung nicht kapieren. Sie und besserwisserische Obstgegner machen dann das harmlose Obst zum Hauptschuldigen für etwaige negative Folgen, aber nicht die andere für Verdauungsstörungen verantwortliche Nahrung! Fast alle verzehren Früchte als Zusatzkost. Sie begehen damit einen großen Fehler, denn der **Fruchtzucker** läßt die in den Därmen vorhandene Maische noch schneller und stärker aufquellen und gären. Da die Verdauungsorgane fast aller Menschen übersäuert sind, können diese auch die schwache Obstsäure zunächst nicht vertragen. Mein eindringlicher Rat lautet daher, erst einmal das Verdauungssystem mit einigen Fastentagen in Ordnung zu bringen. Danach sollte mit Gemüse begonnen und erst nach einer Gewöhnungsphase von einigen Tagen zu Früchten gegriffen werden! Dann passiert gar nichts. Die natürliche Obstsäure auch der sauersten Früchte wird im Laufe der Verdauung immer basisch. Unpäßlichkeit bei Obstgenuß hast Du selbst verschuldet. Es ist ganz wichtig, daß Du Dich nicht durch diese Tatsache von Deinem Weg abbringen läßt!

Wenn Du einmal der Meinung bist, daß Dein leerer Magen Früchte nicht verträgt, ist es besser, zu diesem Zeitpunkt ganz auf Obst zu verzichten. Das stark wasserhaltige Obst läßt sich am besten morgens genießen. Im Grunde genommen kannst Du bis zum Mittag auf jede Mahlzeit verzichten, denn Deine Leber hat während der Nacht 2000 Kalorien als Glukogen gespeichert. Wer einige Wochen »frühstückslos« über die Runden gekommen ist, fühlt sich besonders wohl und benötigt letztendlich nur noch zwei Mahlzeiten. Sollte Dich das Hungergefühl schier überwältigen, so iß wieder etwas Obst, möglichst von der gleichen Sorte.

Die Verdauung von Obst allein erfolgt rasch. Dein Körper gewinnt umgehend höchste Energie, um sich von belastenden Schlacken, besonders von Fettpolstern, zu befreien. Jeder, der mit Obstkost beginnt, merkt das sofort daran, daß er häufiger die Toilette aufsuchen muß. Der Verzehr von kalium- und magnesiumreichem Obst sorgt für schnellste Ausscheidung von Wasser, wobei unser Organismus sich auch noch vom schädlichen gewöhnlichen Kochsalz befreit. Auf das **Natrium** aus Früchten und Gemüse sind wir angewiesen, aber nicht auf das Mineral Natriumchlorid. Reines Kochsalz ist gefährlich. Denke daran, daß nur Fruchtzucker sich unmittelbar in Energie umwandelt; Fett, Eiweiß oder andere Kohlenhydrate sind hierzu nicht fähig. Sie müssen zuerst zu Glukose aufbereitet werden.

Dieser Vorgang kostet wieder Energie, die wiederum zu Lasten der Muskel- und Nervenkraft geht.

An dieser Stelle möchte ich noch einmal eindringlich raten: **Laß die Finger vom Obst, wenn Du es nicht allein auf leeren Magen essen kannst! Außerdem solltest Du Dir folgende Grundsätze für natürliche Gesundheit einprägen:**

1. Wirf den Kochtopf weg, laß die Küche kalt!

2. Iß etwa 75 Prozent rohe, frische Früchte, sie schmecken am besten.

3. Iß ungefähr 20 Prozent frische Salate und Gemüse.

4. Iß alles ungewürzt, ungemischt und ungekocht.

5. Der Rest von fünf Prozent kann aus Nüssen und Samen bestehen.

Unterzuckerung – Ein glykämisches Verzeichnis

1981 erstellte *Dr. David Jenkins* von der Universität Toronto eine Tabelle über die Schnelligkeit einzelner Nahrungsmittel, mit der diese in das Blut gelangen. In meinem Antikochbuch befaßte ich mich bereits damit. Da ich bisher in der deutschsprachigen Literatur nichts über eine solche Auflistung finden konnte, möchte ich hier die wesentlichen Punkte noch einmal wiederholen. *Dr. Jenkins* legt den Wert 100 zugrunde, je niedriger er ausfällt, desto besser ist das Resultat, weil die Insulinausschüttung sich entsprechend verzögert. Hier einige Ziffern:

Glukose 100, Bienenhonig 87, Fruchtzucker 20, Orangen 40, Äpfel 39, Bananen 62, Backkartoffeln 98, Kochkartoffeln 70, rohe Karotten 31, gekochte Karotten 36, Vollkornbrot 72,

Weißbrot 69, Mais 59, Hafermehl 49, Reis 70, Nüsse 13, weißer Zucker 59, Erbsen 39, Milch 34, Sojabohnen 13.

Dabei fallen die hohen Werte der Brotsorten auf, während Früchte, wie Orangen und Äpfel, das untere Ende der Skala bilden. Was besonders hervorsticht, ist der sehr niedrige Wert (20) des natürlichen Fruchtzuckers. Daher können Zuckerkranke frisches Obst sehr gut vertragen, ohne daß der Zuckerspiegel in die Höhe schnellt und mit Insulin gesenkt werden muß. Der reine weiße Zucker (59), den wir ja alle bekämpfen, nimmt in etwa die **gleiche** Plazierung ein wie die Getreidearten. Überraschend ist die hohe Indexzahl von Kartoffeln. *Dr. Walker* hat also recht, wenn er behauptet, daß eine üppige Kartoffelmahlzeit die gleichen Herzprobleme erzeugt wie Getreidestärke: Bluthochdruck und höhere Herzfrequenz. Die Bewertung von Nüssen und Hülsenfrüchten ergibt wegen ihres hohen Fettgehalts eine sehr geringe Kennziffer.

Was läßt sich des weiteren feststellen? Der auch von Ernährungsfachleuten hochgelobte Bienenhonig kommt noch viel schlechter weg als der weiße Zucker. Ich habe beobachtet, daß die Verfechter der Körnernahrung bevorzugt dick mit Butter und Honig bestrichene Vollkornbrötchen essen. Nur die Butter vermag die schnelle Aufnahme geringfügig zu verzögern. Aber hitzebehandelte Körner zusammen mit den in der Natur isoliert nicht vorkommenden Fetten beschleunigen letztendlich ein großes Volksleiden: **Verkalkung.** Ich möchte an dieser Stelle einmal mehr *Dr. Walker* zitieren: *»Der hohe wie der niedrige Blutdruck sind nichts weiter als das Ergebnis von zuviel genossenen stärkereichen Kohlenhydraten! Diese formen Kohlensäure, die die ruhige und rhythmische Funktion von Blut und Herzschlag stören!«* Diese lehrreiche Feststellung habe ich seinem Buch *»Auch Sie können jünger werden!«* entnommen.

Die entscheidende Lehre, die sich aus dem Index ziehen läßt, lautet folglich: Überhöhter Blutdruck hängt eng mit den hohen Blutfettwerten zusammen. Aber das ist nur ein Symptom und nicht die Ursache dieses Leidens. Mit dem Verzicht auf schleimbildende Getreide- und Kartoffelnahrung geht eine unmittelbare Verringerung des Blutdrucks einher. Ich habe das immer wieder probiert. Nach dem Verzehr von wenigen Scheiben Brot stellte ich eine sofortige Erhöhung des Blutdrucks fest. Ob Du nun unter zu hohem oder unter zu niedrigem Blutdruck leidest – eine einfachere, unschädlichere Gegenmaßnahme steht Dir nicht zur Verfügung. Verwandle Dein zähflüssiges Honigblut durch rohes Obst und Gemüse in einen dünnflüssigen, vitalen Lebenssaft! Du vermeidest nicht nur das Risiko einer zunehmend bedrohlicheren Zuckerkrankheit, sondern Du steigerst damit auch gewaltig Deine Nervenkraft und Energie. Willst Du Dich wirklich lieber lebenslang mit irgendwelchen Medikamenten zur Behandlung der Blutflüssigkeit herumschlagen und auf diese Weise Leber und Nieren eventuell schädigen und letztendlich zerstören? Magst Du die mühsame Insulinspritzerei? Du bist Dir hoffentlich darüber im klaren, daß eine Zuckerkrankheit Dein **Verkalkungsrisiko** verdoppelt, Deine Seh- und Hörkraft vermindert und steife, schmerzende Glieder verursacht.

Während der Übergangsphase zur Rohkost kann sich der Blutdruck noch geringfügig erhöhen. Der Grund hierfür ist das sofortige Lockern und Lösen von Ablagerungen, die Dein Körper ebenso prompt aus dem Blut entfernt. Dieser Vorgang erfordert einen leicht gesteigerten, doch unschädlichen Blutdruck, wie er sich bei gesundheitsförderlichen Anstrengungen nun mal ergibt.

Ich habe das Untergraben Deiner Gesundheit mit totgekochten fettigen Stärke- und Kartoffelprodukten bewußt an den Anfang meiner Ausführungen gesetzt, weil die meisten Folgekrankheiten mit diesem Übel verbunden sind! **Für mich ist es das Schwerpunktthema überhaupt.** Solche Beschwerden machen vorzeitig alt, müde und mürrisch. Der gestreßte Industriemensch von heute benötigt zum Wachwerden schon morgens einen »Kick« in Form von aufputschendem Kaffee und Zigaretten. Im Gegensatz zu dieser bemitleidenswerten Kreatur habe ich ein solches »Doping« nicht nötig und bin dennoch in der Lage, oft bereits ab vier Uhr morgens meine Gedanken hellwach und putzmunter zusammenzufassen.

Unterzuckerung

Zeigt sich in 90 Prozent der Fälle als: Nervosität – Erschöpfung – Verwirrtheit – Schwindel – Zittern – Ohnmacht/Schwäche – Depression – Kopfschmerzen – Lärmempfindlichkeit

60 bis 80 Prozent der Fälle als: Schlaflosigkeit – Ängstlichkeit – Vergeßlichkeit – Schläfrigkeit – Verdauungsbeschwerden – Pulsbeschleunigung – Muskelschmerzen – Taubheitsgefühle – Unentschlossenheit – Jucken der Augenlider

40 bis 60 Prozent der Fälle als: geistige Verwirrtheit – Körperzuckungen – sexuelle Unlust – unsoziales Verhalten – Losschreien – Allergien – Asthma – Konzentrationsmangel – Schleier vor den Augen – Krämpfe in den Beinen

Sonstige Fälle als: Heißhunger – Herzneurosen – Muskelzukken – Impotenz – klamme Haut – Stottern – Alpträume – Alkoholismus – trockene Haut – Gähnen – Phobien – Störungen der Schilddrüse – Hautausschläge

Wird beim Eintreten eines der oben aufgezählten Fälle nicht die Insulin-Zucker-Balance durch Zufuhr von neuem Zucker wiederhergestellt, so schüttet Dein Körper Hormone aus, welche die Glukosereserven aktivieren und damit schwächen. Dieses unnatürliche Auf und Ab und die ständige Beanspruchung unserer Nebennieren versetzt die Betroffenen in jene Krankheitszustände, wie ich sie zuvor schilderte. Du erkennst sicher bei der obigen Auflistung manche Symptome wieder, die auf Dich zutreffen. Das Tragische ist, daß kaum ein Arzt solche Anzeichen richtig interpretiert und entsprechend behandelt. Laß Dir also keine Nervenpillen verschreiben, sondern ersetze sofort alle fetthaltigen Stärkeprodukte durch frisches rohes Obst und Gemüse. Du wirst sehen, daß der ganze Rattenschwanz von besorgniserregenden Symptomen sofort verschwindet.

Kaffee- und Kuchenstunden sind Gift für Herz und Kreislauf.

Der Verzehr von Brot und Kuchen ist mit der Gefahr einer allmählich einsetzenden Steifheit verbunden. Dadurch bewegen sich die sich von Backwaren ernährenden Menschen noch weniger als üblich und lassen ihre Muskeln verkümmern. **Wir könnten manche Ernährungstorheiten ausbügeln, wenn wir uns mehr bewegen würden.** Doch vom großen Problem Fettsucht, einer Begleiterscheinung unserer Wohlstandsentwicklung, soll später die Rede sein.

Was können wir dann überhaupt noch essen? Spätestens zu diesem Zeitpunkt erhebt sich immer wieder diese besorgte Frage. Die Antwort ist doch so einfach: alles, was Dir ungekocht, ungemischt und ungewürzt am besten schmeckt! Ich schildere Dir unseren *Wandmaker-Tag.*

Morgens und abends essen wir nur Früchte. Jeder nimmt sich, was er momentan am liebsten mag. Aufgrund ihres Reichtums an Vitaminen und Mineralien und des hohen, leichtverdaulichen Fruchtzuckeranteils versorgen Früchte Deine 75 Milliarden Zellen umgehend mit vitaler Kraft. Mittags kommen Salate auf den Tisch, immer in eng begrenzter Auswahl. In der Regel schmeckt Gemüse (für mich zweite Nahrungsalternative) nicht so gut, daher wird die Mahlzeit durch eine Avocadosoße (Avocado musen und mit Zitronensaft verdünnen) verfeinert. Sehr oft greifen wir auch mittags zu Obst, so daß ein reiner Obsttag entsteht.

Benötigst Du jetzt noch Rezepte? Nein, Du weißt jetzt alles über Ernährung. Laß Deine Phantasie spielen. Inzwischen sind auch Bücher mit guten Rohkostrezepten erhältlich. Wenn Du jetzt immer noch lieber am Herd stehen möchtest – bitte sehr, vergeude Deine Zeit mit dem Zubereiten von »geschmackvollen« Gerichten. Ich persönlich plädiere für Einfachheit in jeder Beziehung.

Merke: Abwechslung ist der Beginn der Gefräßigkeit! Entlaste Dein Verdauungssystem, lege ganze Obsttage ein. Wir genießen besonders im Sommer auch mal einige Wochen lang ausschließlich Früchte der Saison, wie beispielsweise Erdbeeren, Kirschen und Nektarinen. Je Mahlzeit sollte es jedoch nur **eine** Sorte sein, die schnell zur Sättigung führt. Köstliche, reife Bananen liegen immer bereit. Auch die Banane enthält alle Nährstoffe. Man fühlt sich stets besonders leicht und vital und freut sich gleichzeitig über seinen von allen Schadstoffen befreiten Körper. Dieses Wohlbefinden ist auch aus medizinischer Sicht mit einem angenehmen Nebeneffekt verbunden: Dein Körper bildet mehr Endorphine. Als ich mit dem Schreiben dieses Buches begann, hatte ich mich schon **fünf** Wochen lang ausschließlich von Früchten ernährt! So einfach ist die Produktion der nützlichen Substanz, der auch eine schmerzstillende Wirkung nachgesagt wird.

Übergangskost

Dieser Begriff muß als beliebter Vorwand bei sogenannten Rohköstlern herhalten. Ihr **Ziel** sei ebenfalls die Rohkost, erklären sie; aber letztendlich bleibt es nur beim Vorsatz! **Laß Dich von dem vollmundigen Geschwätz dieser Schwächlinge nicht beirren!**

Wenn Du wirklich den festen Willen aufbringst, dürfte Dir der Wechsel zur Rohkost nicht schwerfallen. Faste einige Tage, damit sich Dein Körper von den Resten gutbürgerlicher Totkost befreien kann. Dann beginne mit einfachen Obst- oder Gemüsemahlzeiten. Da nur wenige einen solchen »Sprung ins kalte Wasser« fertigbringen, gestatte ich Dir folgenden Übergang: Zuerst ißt Du anstelle des gewohnten Frühstücks einen Monat lang wasserreiches Obst. Die übrigen Mahlzeiten nimmst Du noch weiter ein wie gehabt. Im nächsten Monat ersetzt Du auch das Abendessen durch Früchte, und erst im dritten Monat ißt Du anstelle des bisherigen Mittagessens Salate und frisches Gemüse. Allein das Frühstück aus wasserhaltigem Obst statt Brot oder Müsli wird Dir schon große Vorteile bringen.

Solltest Du zu Anfang etwas Warmes vermissen, so kannst Du das Obst leicht dünsten. Bis etwa 45 Grad Celsius gehen kaum Vitamine und Mineralien verloren. Auch im Winter oder an kalten Herbsttagen lassen sich auf diese Weise Obst und Gemüse erwärmen.

Dein erster Sieg über die schädlichen Gewohnheiten sollte also ein Frühstück nur aus Früchten sein. Dieses neue Eßverhalten wird Dir bald in Fleisch und Blut übergehen. Solltest Du in der Folgezeit wirklich wieder einmal Lust auf Brötchen mit Butter, Marmelade, Honig und Käse bekommen, so schmeckt und bekommt Dir das Zeug nicht mehr.

> *»Wer ausschließlich Obst ißt und dabei gesund bleibt, ist gesund. Wer tote Mischkost verträgt, ist krank. Je gesünder, desto schneller krank. Kinder sind gesünder, weil sie schneller reagieren.«* (*»News Letter«*)

Deine steifen Knochen und »liebgewordenen Wehwehchen« hast Du den Kreationen aus Kochtopf und Bratpfanne zu verdanken. Eiweißreiche Speisen und Gicht gehen Hand in Hand. Gutes, rotes, sauberes Blut kann nicht aus chemischem Kleisterbrot, fettiger Soße, Rheumafleisch, schlaffer Suppe und nervenreizendem Kaffee gebildet werden. Aus solchen »Nahrungsmitteln« entsteht höchstens eine blaue, anämische, fette, teerähnliche Flüssigkeit, ein honigartiges, klebriges Gebräu, das einem wachen, erhabenen Geist in keinster Weise förderlich ist. Dein Herz pumpt wie ein Wasserfall das Blut in die Arterien. Wie soll das funktionieren mit dem oben beschriebenen zähflüssigen »Lebenssaft«?

Während der Übergangsphase empfehle ich häufigere, kleine Früchtesnacks. Aber wirklich zu hungern oder etwa eine Mahlzeit auszulassen brauchst Du nicht, weil Dein Organismus dann automatisch auf Sparflamme schaltet. Bei Rohkost zählen keine Kalorien. Die vielen »fruchtlosen« Schlankheitskuren sind einfach unsinnig. Nach Beendigung einer solchen Diät nimmst Du automatisch wieder zu und übertriffst noch Dein Ausgangsgewicht. Auf diese Weise gesellt sich zur vorhin erwähnten Zucker- eine schädliche Gewichtsschaukel. **Die ganze Lebensweise muß für immer umgestellt werden. Oft essen Dicke zu wenig, und das Wenige ist noch falsch!** Später wirst Du den Abstand zwischen den Mahlzeiten vergrößern und gesunden, anregenden Hunger abwarten.

»Sogar Fachleute für Obstkost und Verfechter roher Nahrung haben Zweifel, daß der degenerierte Mensch von heute das para-

diesische Leben führen kann. Aber besonders hinderlich ist die mangelnde Kenntnis darüber, was im Körper geschieht, wenn man Obst ißt, fastet oder sich schleimfrei ernährt. Es war und ist der ›Stolperstein‹ in der Aufklärung über Heilung ohne Medikamente. Du solltest nie daran zweifeln, daß **Obst allein, sogar nur eine Sorte,** *den menschlichen Körper nicht nur heilt, sondern perfekt nährt und Krankheiten ausschließt. Vor dem Übergang zur reinen Obstkost sollte Deine Jauchegrube gründlich gereinigt werden.« (Prof. Arnold Ehret)*

Der Deutsche *Arnold Ehret* war ein hundertprozentiger Befürworter von Obstnahrung. Er überwand damit sein langjähriges schweres Nierenleiden, das 24 Ärzte nicht heilen konnten. Im Gegenteil: Wie es damals üblich war, warnten sie vor dem ausschließlichen Verzehr von Früchten. *Ehret* hatte schon in Deutschland und der Schweiz als Fastenlehrer Bekanntheit erlangt. Schon **1909** fastete er im durchgehend geöffneten Kölner Panoptikum unter behördlicher Aufsicht und vor den Augen eines von der Presse mobilisierten Publikums **49** Tage. Hierzu ließ er sich, mit 125 Litern Wasser zum Trinken und Waschen versehen, in einen gläsernen Behälter sperren.

Laß Dich nicht von einsetzenden Entzugserscheinungen beeinflussen. Je nach Vergiftungszustand, das heißt nach der Menge Deiner aufgestauten Abfälle im Körper, wirst Du einige Tage Unwohlsein in Verbindung mit starken Ausscheidungen zu überstehen haben. Das ist eine natürliche Begleiterscheinung, ein Zeichen dafür, daß Deine Selbstheilungskraft jetzt endlich das Kommando übernommen hat und damit beginnt, bei Dir aufzuräumen. Die unvermeidliche, aber notwendige Heilungskrise hat bereits eingesetzt! **Das ist die Kur, mit der Dein Körper ganz automatisch und ohne Medikamente seine Selbstreinigung beginnt!** Und diese Kur, die beste und preiswerteste, die es gibt, kannst Du jederzeit zu Hause durchführen. Die damit verbundenen, zeitweisen Unpäßlichkeiten solltest Du akzeptieren. Sie sind der Beweis dafür, daß Dein

Körper noch reagiert. Leider sehen die meisten Leute diese Entzugserscheinungen als Krankheit an und fallen in die alten Süchte zurück. Die bereits im Lösungsprozeß befindlichen Schadstoffe beginnen sich erneut abzulagern. Du fühlst Dich wieder wohl, doch ist dieser Zustand falsch und trügerisch und schwer zu bekämpfen. Du hast Dich von der akuten in eine chronische Halbgesundheit hineingelebt. Nur der Weg rückwärts, also die Kehrtwendung zu den akuten, wenn auch vorübergehend unangenehmen Zuständen, kann Heilung bringen *(Dr. Reckeweg)*.

Über die Beseitigung der Abfälle aus dem Körper weißt Du jetzt Bescheid. Gibt es überhaupt Schlacken, Abfälle im Körper, die man ja erst bei ihrer Entfernung sehen kann? Wenn sie nicht gefressen werden, leben Amöben ewig, weil diese einzelligen Lebewesen ihre Abfälle vollständig wieder beseitigen können. Das ist beim komplexen Zusammenspiel unseres Organismus nicht möglich. Er muß eigene Stoffwechselschlacken und zugeführte Gifte aller Art, die ja keine Nährstoffe sind, ausscheiden. **Das ist die einfache Definition für jede Krankheit.** Die Diagnose einer Krankheit ist nichts weiter als die Lokalisation jenes Ortes, an dem sich Dein Körper gegen das angesammelte Gift wehrt und es loswerden will. Und auf diese Partie konzentriert sich der Körper aufgrund seiner natürlichen Beschaffenheit selbst.

Daß sich Abfälle im Körper angesammelt haben, merkst Du daran, daß irgend etwas nicht stimmt, an einem Unwohlsein, für das Du so gerne das harmlose Wetter verantwortlich machst. Du versuchst diese ersten kleinen Warnzeichen mit Stimulanzien wie Kaffee, Tee, Kakao, Schnaps, Nikotin oder mit kleinen, weißen oder bunten Pillen zu übertünchen. **Damit untergräbst Du bereits die Anstrengungen Deines Körpers, Dich gesund zu erhalten.**

Der Arzt und Querdenker *Prof. Hackethal* beschreibt in seinem Buch »*Der Meineid des Hippokrates*« ab Seite 309 die angesammelten Abfälle, die seinen Körper verlassen wollen, folgendermaßen: »*Man erkrankt fast nur, wenn man versteckt krank ist, wenn sich im Inneren so viele **Schadstoffe** angesammelt haben ...*« (Hervorhebungen durch mich). Was sind Schadstoffe anderes als »Müll«, wie ich diese Ablagerungen nenne? Den Eiter lobt er gar als Heileiter. Noch drastischer: »*Jede Heilentzündung ist eng gekoppelt an Abräum- und Reparaturvorgänge zum **Wegschaffen und Aufräumen** der auf dem Schlachtfeld entstandenen **Trümmer** ...*« Und weiter: »*Seit zehn Tagen ist es mal wieder soweit: Ich niese, schniefe, spucke und huste **Rotz und Wasser.**«* Diese Mobilisierung der Ablagerungen lehrt die Natürliche Gesundheitslehre (NG) seit über 170 Jahren. *Hackethal* hat das endlich begriffen, der Psychologe *Pudel* von der Deutschen Gesellschaft für Ernährung noch nicht. Ich bin mir nicht sicher, ob *Hackethal* selbst zur Erkenntnis gelangte, daß das schleimbildende Getreide die Hauptursache für die Trümmer ist. Auch er empfiehlt gekochtes Essen in seinem Klinikprogramm. Alles muß gesalzen, gezuckert, gefettet und gewürzt werden. Bei einem derartigen Sammelsurium zählt eine natürliche Auswahl durch die Geschmacksnerven nicht mehr. Diese Nerven lähmt man mit seiner Totkost. Sie erwachen erst wieder nach einer längeren Rohkosternährung.

Zum **Kernproblem:** Setze eine gekochte Kartoffel in die Erde und warte auf ihr erstes Sprießen – Fehlanzeige. Damit bist Du bereits dem Gesundheitsproblem Nr. 1 auf die Spur gekommen: Die **Lebendigkeit** der Nahrung muß an die Spitze aller Überlegungen über die richtige Ernährung gesetzt werden. **Tot oder lebendig?** Ohne **lebendige Nahrung** wäre menschliches Leben nicht möglich. Tote Nahrung erzeugt kranke Menschen. Unser Schöpfer hat unseren Körper mit einer solchen Zähigkeit versehen, daß er grobe Gesundheitsverstöße lange Zeit duldet. *Wir wissen sein wichtigstes Grundgesetz leider nicht zu schätzen: Du sollst die Nahrung so zu Dir nehmen, wie sie die*

***Natur geschaffen hat. Betrachte fortan nur die Sonnenstrahlen
als Deinen naturgemäßen Kochtopf.***

Ein Bekannter aus meiner Nachbarschaft erklärt Lebendigkeit wie folgt: »*Alles, was schmeckt, ist gesund!*« Diese Meinung
ist Blödsinn – so kann man auch gebratene, in Verwesung über-
gegangene, salzige, gewürzte Fleischstücke als gesund bezeichnen oder gar Zyankali untermischen. Hältst Du das für über-
trieben? Beefsteak ist nur zart, weil es einige Wochen durch
Fäulnisbakterien zersetzt wurde. Das »Nahrungsmittel« Fleisch
verursacht beim Verdauungsvorgang große Energieverluste.
Aber – **jede** gekochte Nahrung ist krankheitserzeugend, besonders die eingangs erwähnte Kohlenhydrat-Mastkost, deren Folgen Zuckerkrankheit und Alkoholsucht sind. Wir Menschen
bilden uns lediglich ein, daß wir eine Ausnahmestellung unter
den Lebewesen einnehmen. Jedes Tier in der freien Natur ernährt sich von artgemäßer Rohkost, auch im tiefsten Winter.
Sehnt sich ein Reh nach einer warmen Wintermahlzeit? Hast
Du es jemals erkältet gesehen? Das Wetter bietet uns Menschen stets den Stoff für prächtige Ausreden! Erkältung und
Rheuma holst Du Dir durch abwechslungsreiches, ausgiebiges
Schlemmen. Keine Kreatur der Erde zerstört die für sie vorge-
sehene Nahrung durch Kochen, Braten und Backen, trinkt
auch nach der Entwöhnung von der Mutterbrust noch Milch
und schluckt unterdrückende Medikamente. Nur der Mensch
hat sich alle diese Unarten angeeignet. Wenn Du nach Geschmack, Geruch und Aussehen urteilen willst, so gilt das nur
bei reiner Rohkost und nicht bei verhunzter, gutbürgerlicher,
lebloser Mischkost.

Diese wenigen Sätze erklären bereits das Dilemma unserer
Ernährungswissenschaft, die einen Berg von Diät- und Medizinbüchern produziert hat. Nach der selbstverschuldeten Rui-
nierung seiner Gesundheit erwartet der Mensch in seinem Dilemma Hilfe – von seiten des Himmels oder der »Halbgötter in
Weiß«. Er hat verlernt, sich selbst zu heilen, indem er zu einem

gesundheitsbewußten Leben zurückfindet. Doch auf Wunder solltest Du Dich nicht verlassen. Weder Dein Glaube noch anderweitige Praktiken, wie Meditation oder Yoga, sind Dir behilflich, wenn es darum geht, Deinen Körper mit notwendigen Nährstoffen, Vitaminen und Mineralien zu versorgen. Diese müssen ganz profan über Deinen Mund aufgenommen werden. Es heißt zwar, daß der Glaube Berge versetzt. Aber diese Kraft bleibt wirkungslos, wenn Du Dich weigerst, dem Schöpfer allen Lebens zu gehorchen, und Deinen Körper vernachlässigst.

Von einem Schulmediziner können wir leider nicht erwarten, daß er uns etwas über natürliche Lebensweise vermittelt, weil er während seines Studiums mit dieser Thematik nicht in Berührung kam. An den Universitäten beschäftigt man sich nur mit Krankheiten. Folglich lebt er nach den gleichen falschen Gewohnheiten wie wir alle und stirbt an den gleichen Krankheiten. Doch eine wachsende Anzahl Ärzte, besonders junge, bildet sich weiter, sieht den Körper als Gesamtorganismus und strebt ganzheitliche Heilung an. Man kann einen Kranken nicht wie einen Uhrmacher, der bei einer Fehlfunktion in der Uhr lediglich ein Rädchen auswechselt, betrachten. **Bei jeder Erkrankung ist stets der gesamte Organismus betroffen. Du merkst das doch bei einem harmlosen grippalen Infekt – man fühlt sich am ganzen Körper unwohl.**

Bakterien dringen nicht in den Körper ein. Sie sind in jedem Organismus bereits vorhanden. *Antoine Bechamp* war der Vater der bakteriellen Wissenschaft, nicht *Pasteur*. Seit *Pasteur* sehen Mediziner und Laien Mikroben, Bakterien und Viren als Hauptfeinde unseres Lebens an, die man mit Giften vernichten muß. Dabei wird die Tatsache, daß diese Gifte auch unsere noch gesunden Zellen zerstören, heruntergespielt. Bakterien gehören zum Leben, ohne sie könnten wir nicht existieren. Jedoch laden wir sie mit unserer toten Abfallkost zur millionenfachen Vermehrung ein, wobei ihre Ausscheidungen besonders giftig sind. Bakterien und Viren sind Aasvertilger und damit unsere besten Helfer und Räumkolonnen, weil sie den von uns selbst produzierten Müll im Körper mit wegschaffen. **Ohne sie fänden wir uns ganz schnell auf dem Friedhof wieder. Schalte einen Obsttag ein, und alle überflüssigen Mikroben in Deinem Verdauungssystem werden verschwinden. Warum? Weil sie keinen Abfall mehr zum Fressen haben.** Auf dem Sterbebett hat sich *Pasteur* noch korrigiert, indem er erklärte, daß der verseuchte Boden, also der Körper, erst die Wachstumsbasis für die Bakterien bildet. Seine Lehre war also grundfalsch. Nichtsdestotrotz orientieren sich noch fast alle Heiler an ihr.

Von Gesetzes wegen muß die Milch heute pasteurisiert, homogenisiert und sterilisiert sein. Die frische Milch und ihre Produkte wurden also ebenfalls zum Abfall degeneriert. Der große Bakteriologe und Nobelpreisträger *Robert Koch* war der Entdecker des Tuberkulose-Bakteriums, des *Kochschen Bazillus.* In einem Selbstversuch gelang es ihm nachzuweisen, daß nicht der Bazillus der große Feind und damit Auslöser der Tuberkulose ist, sondern der kranke Körper. Haben sich nun die Mediziner diese Erkenntnis zunutze gemacht? Mitnichten! Sie trachten immer noch danach, Bakterien, Viren, Mykosen (Pilze) und dergleichen an vorderster Front zu bekämpfen. Ziehen wir persönlich die Lehre daraus. Befreie Deinen Körper vom Müll, den die Bakterien lieben, dann hast Du auch nichts von ihnen zu befürchten. Ungeziefer bevölkert Abfälle!

»Man sollte nicht den Menschen bemitleiden, der sich Bakterien zugezogen hat, sondern die Bakterien, die sich der Mensch zugezogen hat!« (Dr. Lewis Thomas). **Die Leidtragenden sind also die Bakterien, weil sie den angesammelten Menschenmüll wegschleppen müssen.**

Pflanzliche Rohkost ist die Grundlage für Ernährung, Reinigung und Selbstheilung des menschlichen Körpers. Ohne Pflanzen gibt es kein Leben auf der Erde. Der eingangs erwähnte *Prof. Roberts* hat noch nie einen echten Vegetarier mit Koronarsklerose auf dem Autopsietisch gesehen. Das Wort **echt** sollte betont werden, denn Puddingvegetarier, die sich von toter Stärke- und Milchkost ernähren, sind mitunter krankheitsanfälliger als Gemischtköstler. Sie dürften sich im Grunde genommen überhaupt nicht Vegetarier nennen, weil sie als Normalesser nur den Verzehr von Fleisch meiden.

Du hast jetzt die Möglichkeit, Dein Wissen anhand der von *T. C. Fry* herausgegebenen 105 »*Studienbriefe*«, die inzwischen auch in deutscher Sprache erhältlich sind, zu festigen. *T. C. Fry,* den ich persönlich kenne, ist ein überzeugter Rohköstler, der sich zu 97 Prozent von Früchten und nur zu drei Prozent von Gemüse ernährt. Der heute Achtundsechzigjährige praktiziert diese Lebensweise seit 25 Jahren. Gras, Blätter und Gemüse erachtet *Fry* als Nahrung, die Vierbeinern wie Rindviechern mit ihrer rauhen Zunge vorbehalten sein sollte. Er bezeichnet solches Grünzeug schlicht als Stroh. Einen von ihm verfaßten Kurzbericht über die richtige Naturkost möchte ich hier zusammenfassen: Wir Menschen können leider nicht Stengeln, Rinden und Blättern die vollen Nährstoffe entziehen, weil wir nicht mit den entsprechenden Enzymen, wie **Zellulase**, ausgestattet sind. Würdest Du Dich eine Zeitlang ausschließlich von diesem Grünfutter ernähren, so wären Spindeldürre und Kraftlosigkeit die Folgen.

Mit dem Rindvieh und anderen Vierbeinern, deren Organismus für Pflanzenkost bestens geeignet ist, werde ich mich an anderer Stelle beschäftigen.

Frys Ernährungswissenschaft in Kürze

»*Einfach gesagt, können wir die Ernährung als einen Prozeß bezeichnen, der unseren Organismus mit allen notwendigen Nährstoffen versorgt. Wenn wir die Ernährung von Geflügel, Pferden, Bienen, Hunden usw. ansprechen, dann wissen wir alle, daß diese Tiere für ihre Art spezifische Nahrungsstoffe benötigen.* **Die Wissenschaft der Ernährung beginnt und endet in jedem Fall mit der Feststellung des Ernährungscharakters des einzelnen Lebewesens.** *Alle anderen Tatsachen sind diesem zentralen Thema unterzuordnen.*

Nehmen wir das Pferd als Beispiel. Von der Geburt bis zum ersten Grasbissen ernährt es sich ausschließlich von Muttermilch. Bis zu einem Alter von etwa 30 Jahren kann es dann allein von Gras leben. Fohlen werden starke Kreaturen mit einem einzigen Nahrungsstoff, nämlich **nur** *Gras (einschließlich Samen). Wenn Du also etwas über die Nahrung von Pferden wissen willst, dann solltest Du Dich zunächst über ihre Freßgewohnheiten informieren.* **Alles andere ist zweitrangig.** *Biochemie und Physiologie der Pferdenahrung sind auf dieser ausschlaggebenden Tatsache aufgebaut.*

Die gleiche Überlegung gilt auch für Menschen. *Die erste und wichtigste Überlegung in der Wissenschaft der Ernährung für Menschen ist die Festlegung ihres Ernährungscharakters. Physiologen, Anthropologen und Biologen der Welt der letzten 200 Jahre haben den gründlichen und unwiderlegbaren Beweis erbracht, daß Menschen* **Früchteesser waren und sind.** *So beginnt und endet die Wissenschaft der menschlichen Ernährung mit dieser wichtigen Tatsache.* **Alles andere ist wieder sekundär, sind mehr ergänzende Fakten.** *Natürlich denken wir über Forscher nach, die glauben, etwas von Ernährung zu verstehen. Sie sind aber hoffnungslos irrend im Sumpf als täuschende Verführer* steckengeblieben, welche die Junk-food-Industrie ernähren. Das ist ihre bekannte Spaltung der Nahrung in die vier Basisgruppen, also die industrielle Zerlegung der Nahrungsstoffe in Proteine, Fette, Kohlenhydrate und Vitamine/Mineralien. Wir brauchen ihre großen krankhaften Irrtümer, die sie zudem als ›Wissenschaft‹ bezeichnen, nicht im einzelnen zu analysieren. Wir sehen die Ergebnisse: Die westlichen Völker sind die kränksten Nationen der Erde.

Es gibt einen ästhetischen Test, der die Ernährungsart des Menschen mehr als alles andere stabilisiert: Deine eigene Vorliebe. Stelle Dir ein Lebewesen ohne Feuer und Kochtöpfe vor, wie es unsere frühen Vorfahren waren. Du hast Deine Nahrung zu nehmen, wie sie Mutter Natur darbietet. Stelle Dir die Fülle der Nahrung um Dich herum vor. Würdest Du versuchen, ein Kaninchen als Deine Nahrung zu greifen, es töten, seinen Kopf in Deinem Mund zerquetschen und es roh mit Blut, Knochen, Fleisch und Innereien essen, wie es Raubtiere tun? Ich denke nicht, daß dieses Bild für Dein Auge attraktiv als Nahrung sein würde. Es würde keinen Wohlgeruch erzeugen, der Dich zum Genießen einlädt. Würdest Du vielleicht Deine Finger danach lecken?

Würdest Du Grassamen pflücken und sie als Deine Kost kauen? Entzücken sie Deine Augen, regen sie Deine Geschmacksnerven an? Hast Du roh wirklich Appetit darauf? Betrachte so sämtliche Nahrungsarten, wie Gras, Insekten, Saaten, Samen (Kräuter oder Gemüse), Früchte usw. Bei all diesen verschiedenen Arten von Nahrungsstoffen bleibt nur **eine** Nahrungsart übrig, die Deine ästhetischen Empfindungen treffen wird, die

1. Dein Auge mit ihrer Schönheit und Erscheinung bezaubert,
2. Deinen Geruchssinn mit ihrem Aroma und Duft entzückt,
3. geschmacklich beim Essen Vergnügen bereitet.

Ich wette, Du wirst jeden Tag eine Wassermelone dem Saugen an den Zitzen einer Kuh vorziehen. Ich wette, Du hättest lieber ein

Büschel Trauben als einen Haufen Samen. Ich prophezeie Dir, daß Du eine Banane einem toten Huhn vorziehen wirst. Ich setze mein Leben dafür aufs Spiel, daß Du für herrliche, reife Pfirsiche Heuschrecken und Insekten liegenlassen wirst!«

Soweit T. C. Fry. Wir sollten wiederholen: Die Wissenschaft der Ernährung beginnt und endet mit der Festlegung des menschlichen diätetischen Charakters. Menschen sind totale und ausschließliche Früchteesser! **Das ist die eine echte Grundtatsache.** Alles andere ist nebensächliches Detail oder im Fall von dem, was sich heute Ernährungswissenschaft nennt, Verzerrung dieser Wissenschaft. Die Menschen besitzen eine sehr spezielle Physiologie, die **nur** auf den Verzehr von Früchten ausgerichtet ist. Jede andere aufgenommene Nahrung wird viel schlechter verarbeitet. Die Tatsache, daß mehr als die Hälfte der Mahlzeiten mit mittleren bis schweren Verdauungsstörungen endet, ist ein schlagender Beweis für die Unverträglichkeit der verzehrten Stoffe.

Wir Menschen sind also in keiner Weise Fleisch-, Insekten-, Pflanzen-, Körner- oder Allesfresser!

Auf dieser Kurzdefinition der gesamten menschlichen Ernährungslehre basieren auch meine Veröffentlichungen. *Fry* drückt es richtig aus: **Alles andere ist Nebensache.** Die offizielle Ernährungswissenschaft bei uns ist nichts weiter als ein großes Gerede »um den heißen Brei«! Nichts als eine Ansammlung von Fehlinformationen und Propagandafloskeln, auf die wir alle mehr oder weniger hereinfallen. Aber eine solche Strategie wird mit reichlich Kapital finanziert. Und Geld regiert nun mal die Welt! **Das traurige Ergebnis dieser Machenschaften?**

Die Deutschen – ein Volk von Kranken

430 Milliarden DM wurden 1993 in Deutschland für eine Pseudogesundheit ausgegeben, fast soviel wie der gesamte Bundeshaushalt. 1996 werden wir bei 500 Milliarden angekommen sein. Sind wir mit den Parolen der Deutschen Gesellschaft für Ernährung oder des aufgelösten Bundesgesundheitsamts gesünder geworden? Nein, im Gegenteil – viel anfälliger. 90 Prozent der älteren Menschen schlucken dreimal täglich ihre verschiedenen verschreibungspflichtigen Pillen mit bekannten starken Nebenwirkungen und handeln sich auf diese Weise weitere Krankheiten ein, für die wieder Tabletten herhalten müssen. Die Krankenhäuser sind überfüllt, weil ihre Betten von durchschnittlich 500 000 Patienten ständig belegt werden. Nach Angaben der Gesellschaft Deutscher Krankenhaustag müssen sich mehr als zwölf Millionen Menschen jährlich stationär behandeln lassen. Rund zehn Millionen Menschen können wegen angegriffener Gesundheit ihre übliche Tätigkeit nicht voll ausüben. Jeweils zehn Millionen haben Rheuma und überhöhten Blutdruck. Weitere fünf bis zehn Millionen leiden an einer psychischen Störung (Quelle: *Dr. med. Uwe Heyll, »Risikofaktor Medizin«, Ullstein*). Dies sind nur einige Zahlenbeispiele.

Würde man den Menschen die Pillen wegnehmen, und müßten sie ohne dieses Gift leben wie die Tiere in freier Natur – ein sofortiges Massensterben wäre die Folge. Ich möchte es noch einmal wiederholen: Bei Kriegsende, dem Ende einer kalorienarmen Ernährungsphase, gab es kaum einen Infarktkranken in Deutschland. Alle waren schlank und beweglich. Der durchschnittliche Cholesterinspiegel betrug nur 140 Milligramm pro Deziliter (mg/dl). Heute sind viele Menschen dick und krank und von Medikamenten abhängig, die nicht heilen, sondern nur Symptome unterdrücken können – bis das nächste Alarmsignal

Deines Körpers Dich erneut davor warnt, nicht über die Stränge zu schlagen. Nimmst Du Dir den Fingerzeig wirklich zu Herzen? Nein, Du willst eine schnell wirkende Pille und weiterhin drauflosleben! Keine Pille vermag die wahre Ursache, Deine falsche Lebensweise, zu beseitigen! Im Geschäftsleben lernen wir, daß Mißerfolge nur die Folge von Fehlentscheidungen sind. *Krankheit ist die Anhäufung täglicher Mißgriffe bei toten, falschen Nährstoffen und Bewegungsarmut!* **Die angebliche Gesundheit der Deutschen ist ein großes Märchen. Gibt es überhaupt jemanden, der kerngesund ist? Jeder hat doch etwas »an der Hacke«!**

Heilt der Arzt oder Dein Körper?

Der zuvor erwähnte *Dr. Heyll* konstatiert in seinem Buch weiter, »daß mit den Methoden der naturwissenschaftlichen Medizin nur ein geringer Prozentsatz der vorherrschenden Krankheiten und Störungen des Befindens effektiv gebessert oder gar geheilt werden kann.« Da haben wir es: Nur der Körper selbst ist letzten Endes imstande zu heilen, und nicht der Arzt, geschweige denn ein Medikament. Dabei erwarten wir selbst in aussichtslosen Situationen noch medizinische Betreuung und Behandlung. Dem jungen Arzt ist an der Universität wissenschaftliches Arbeiten in eingefahrenen Bahnen eingebleut worden. Jetzt muß er sich in der Not für Therapiemaßnahmen entscheiden, die weit von den Lehrgrundsätzen entfernt sind. Wir sollten daraus lernen, daß es nur **ein wirkliches Heilinstrument gibt: Dein Körper.** Helfen wir ihm, indem wir in Krankheitsfällen nichts essen, sondern lediglich ruhen und Wasser trinken. Meldet sich der kräftige Hunger zurück, so sollten Deine **einzi-**

gen Nährstoffe nur aus ungekochter, ungemischter und unge-
würzter Nahrung bestehen!

»Können wir Krankheiten verhüten?« wurde auf dem Sym-
posium für Präventivmedizin 1977 in Isny gefragt. *Der poten-
tielle Patient? – Nein! Denn das würde Verzicht und Unbequem-
lichkeit verlangen. Außerdem sind sie versichert und möchten
wieder herausholen, was sie in den überdehnten Sparstrumpf
Pflichtkrankenkasse hineinstecken mußten. – Die Ärzte? – Nein,
denn der Klient würde sich sonst nicht gut bedient vorkommen!*«

Zwei Jahrzehnte später hat sich nicht nur nichts geändert –
es ist noch viel schlimmer geworden. Wenn ein Arzt den Patienten nicht sofort krank schreibt oder sich weigert, das gewünschte Medikament zu verordnen, ist er seinen »Kunden«
los. Krankenhäuser werden wie Hotels nach Vor- und Nachtei-
len beurteilt. Wir, jeder für sich, vermögen in dieser Situation
nichts auszurichten, aber Du kannst Dich **sofort** ändern.

Da wir gerade vom Pferd und von seiner bevorzugten Nahrung Gras sprachen – hierzu der Bericht eines Arztes. *Dr. Julien
P. Thomas* litt bereits im Alter von 30 Jahren unter ständigen
Magenbeschwerden, mußte seine Praxis aufgeben und hatte
kein Geld mehr. Eines Tages beobachtete er niedergeschlagen
sein Pferd, wie es nur Gras fraß, das ihm anscheinend bestens
bekam. **Plötzlich kam ihm die Erleuchtung!** Dieser Arzt aß
fortan ausschließlich Rohkost und gesundete in **drei Wochen.**
Ich habe in meinem Buch »*Willst Du gesund sein? Vergiß den
Kochtopf!*« ausführlich über ihn berichtet. Warum lernen wir
nichts aus einer solch einfachen Wahrheit? Weil unser heutiges
Leben dem Diktat seichter Genüsse und Süchte unterworfen
ist!

Auch bei uns gab es Ansätze zu einer natürlichen Lebensweise, jedoch kamen sie gleich zu Beginn nicht über das Sektierer-
dasein hinaus. Namen wie *Kneipp, Prießnitz, Schroth, Felke,
Bircher-Benner, Kollath, Waerland* standen zwar für erhebliche
Fortschritte, aber ihre Erkenntnisse erwiesen sich letztlich nur

als Viertelwege *(Dr. med. Becker)* zur echten Vollgesundheit! Die heutigen Vollwertverkünder sind ebenfalls in den Anfängen steckengeblieben, denn ihre Rezepte werden zu 90 Prozent auch von Kochtopf und gebackenen, verkleisternden Körnern beherrscht.

Prof. Dr. med. Hans Eppinger, Leiter der 1. Medizinischen Universitäts-Klinik in Wien, und *Dr. med. Hans Kaunitz* verzeichneten in den Jahren 1936 bis 1938 bedeutende therapeutische Erfolge mit ihrer Frischkosttherapie, die ihnen zudem zu wertvollen Erfahrungen verhalf. Sie erkannten, daß für Erkrankung und Gesundung entscheidender noch als Magen und Darm das Verhältnis des **Austauschs zwischen Kapillare und Zelle ist.** Und dieser Austausch sei am besten mit reiner Rohkost gewährleistet. Nur so könne die erforderliche mikroelektrische Spannung aufrechterhalten werden (Quelle: *Dr. Bircher, »Geheimarchiv der Ernährungslehre«).* Was hörst Du heute, nach 50 Jahren, von diesen Erkenntnissen? Gar nichts, alles wird sorgsam unter Verschluß gehalten. Würden solche Resultate wirklich in die Praxis umgesetzt, müßten sie ja alle Ärztewartezimmer und Krankenhäuser leerfegen! Ich komme später noch einmal auf diesen Kapillaraustausch zurück.

Dr. Ralph Bircher war der große Sohn des berühmten *Maximilian Bircher-Benner.* Ich habe jahrelang seinen monatlich erscheinenden *»Wendepunkt«* gelesen. Nach dessen Einstellung veröffentlichte *Dr. Bircher,* der mit 90 Jahren verstarb, neun Bücher als *»Edition Wendepunkt«* mit wichtigen Beiträgen der *»Wendepunkt«*-Ära. Dieser unerschöpflichen Fundgrube verdanken wir noch heute gültige, unwiderlegbare Wahrheiten.

»Alles Gescheite ist schon gedacht worden. Man muß nur versuchen, es noch einmal zu denken!« kann man mit *Goethe* sagen, wenn man die *»Wendepunkt«*-Bücher liest.

Am 1. August 1995 schaute ich mir in der ARD die Wiederholung eines von *Horst Stern* bereits vor 22 Jahren produzierten

Films über Tierzucht und -handel an. Wer ihn gesehen hat, muß sich als Mensch schämen, auf welch sadistische Weise mit Tieren aus Fleisch und Blut umgegangen wird. *Stern* erläuterte im Anschluß, daß sich an diesen Grausamkeiten trotz mancher Verbote bis zum heutigen Zeitpunkt nichts Wesentliches geändert habe. Die Adressaten aus Übersee sind auch deutsche Zoos, Tierhändler und vor allem Forschungslabors in Krankenhäusern und Chemiefabriken, die von der deutschen *Lufthansa* mit erbarmungswürdigen Kreaturen auf »artgerechte« Weise beliefert werden. In diesen Testlabors geht die Tierquälerei weiter, damit ein unterdrückendes Medikament herauskommt, welches das Leben des Menschen vielleicht um einige Tage oder Wochen verlängert. Diese Unmenschlichkeit wird einmal Folgen haben. Warum treten unsere mächtigen Staats- und Kirchenfürsten nicht energisch dagegen auf? Wenn eine Frau die gemeine, hinterhältige Abschlachtung von Krokodilen und seltenen Großkatzen gesehen hat – wie kann sie da noch mit ruhigem Gewissen Krokotaschen und Felle tragen? Die Hauptschuldigen an dieser Barbarei sind einwandfrei die Käufer. Ohne entsprechende Nachfrage gäbe es diese Massenmorde im Tierreich nämlich nicht!

Natürliche Gesundheitslehre

Ich nehme das Verdienst in Anspruch, die »Natürliche Gesundheitslehre« als erster in den deutschsprachigen Ländern bekanntgemacht zu haben. Auch das Buch von *Harvey* und *Marilyn Diamond, »Fit fürs Leben«,* habe ich zuerst in den USA entdeckt. Schamhaft versteckt erklären die *Diamonds,* ehemalige Schüler von *T. C. Fry,* daß sie sich persönlich nach den

Regeln der Natural Hygiene (engl., NH) ernähren. Ihr Buch enthält leider **52 Kochrezepte,** es ist also ein weiterer gedruckter Kompromißvorschlag für die Übergangsphase, auf die sich so viele Wankelmütige berufen. Weltweit erreichte dieses Buch eine Auflage von 13 Millionen Exemplaren.

Ich bin einer der wenigen Autoren, die ohne Zugeständnisse treu zur echten natürlichen Grundlehre stehen. Die hierfür erforderliche klare Sprache kann sich aber nur derjenige leisten, der **wirtschaftlich** unabhängig ist und nicht auf der Gehaltsliste eines Konzerns der Gesundheitsbranche steht. Wie viele Abweichler gibt es inzwischen, die mittels aller möglichen Kuren, von Bioenergien über Ferndiagnosen, magischen Fernheilungen bis hin zu astrologischen Phantasien Heilerfolge versprechen. Mit Halbheiten schnell auf den NH-Zug aufzuspringen, zahlt sich auf die Dauer nicht aus. **Nur die Wahrheit bleibt bestehen.** Alle Vertreter dieser Kompromisse lieben nach wie vor Fleisch, Brot, Kochkost und Alkohol. Es ist schon erstaunlich, auf welche Art und Weise sich diese Leute lächerlich machen. Ich habe sie oft genug beobachten können. Die Natur macht keine Zugeständnisse – und seien sie auch noch so minimal. Auch eine besondere *Harmonie* oder *Anpassung* kennt sie nicht, wenn wir uns auf Dauer nicht nach ihr richten.

Einige Autoren sind der Ansicht, jeder Mensch *ist (ißt)* anders. Nanu, sind wir plötzlich eine andere Art von Lebewesen geworden? Etwa Tierfresser oder gar Hornochsen? Diese Auslegung ist Blödsinn und gilt als prächtige Entschuldigung für Ernährungssünden. **Nein, nur die angenommenen Gewohnheiten sind verschieden. Durch sie hast Du Deine Organe verändert und stark geschädigt. Betrachte alle Ersatzheilmethoden schlicht als Aberglauben. Soll sich etwa die Natur ändern, nur weil diese Leute ihre Gesetze nicht beachtet haben? Nein – sie bleiben auch für Kompromißbereite unverändert bestehen.**

Dr. Shelton: »Strukturell und funktionell sind alle Menschen gleich. Der Physiologe findet keinen Unterschied in der Konsti-

tution. Wir alle benötigen dieselbe Nahrungsart, um unsere Körper zu ernähren. Jeder von uns bildet die Enzyme Ptyalin, Pepsin, Insulin oder Galle.« Es ist also reine menschliche Einbildung, daß wir uns plötzlich so verschieden entwickelt haben sollen. **Ich sage es Dir ganz drastisch: Deine schädlichen Gewohnheiten haben sich verschieden entwickelt. Und nur diese müßtest Du abstellen. Hierzu brauchst Du nicht ein sündhaft teures Sanatorium aufzusuchen. Dein preiswertes Zimmer genügt dafür voll und ganz!**

Was ist die Natürliche Gesundheitslehre?

Natürliche Gesundheit (NG) ist der zielgerichtete Weg zu echter, starker Gesundheit. Sie verkörpert nur die Gesetze der Natur und gehorcht nur ihr. Die Philosophie der NG beruht auf einem natürlichen Lebensweg in Harmonie mit der Natur, dem Prinzip vitaler Energie. Sie ist korrekt in Naturwissenschaft und Ethik, erfolgreich in der Praxis und ein Segen für die Menschheit. Die NG gelangte zur Erkenntnis, daß der menschliche Körper ein Selbstheilungsorganismus und Werk des Schöpfers ist. Er schützt ihn, indem er ihn mit einem eigenen Reparaturmechanismus ausstattete. NG allein kann ohne Zuhilfenahme von Heilern und ohne Medikamente höchste Gesundheit und vollkommene Freiheit von Krankheiten erreichen. Dazu benötigt sie nur **frische, saubere Luft, reines Wasser, genügend Ruhe und Schlaf, Rohkost, Sauberkeit, angenehme Temperaturen, Sonnenschein, ausreichend Bewegung, eine befriedigende berufliche Betätigung und eine friedliche Atmosphäre in Familie und Freundeskreis.**

NG erkennt, daß die natürliche Ernährung für Menschen

ausschließlich aus Rohkost besteht, wie Früchten, Gemüse und wenigen Nüssen. Sie sollten frisch in richtiger Kombination gegessen werden, am besten in Form von Monokost, das heißt nur eine Sorte als volle Mahlzeit. NG konstatiert, daß Krankheiten nur durch eine ungesunde Lebensweise entstehen, in erster Linie infolge falscher, gekochter Kost. Krankheiten sind Anhäufungen von Vergiftungen. Verminderte Nervenenergie hat ihre Ursache in übermäßigem Essen, Streß und Überanstrengung. NG lehrt, daß Wohlbefinden nur durch korrekte Lebensführung erreicht werden kann. NG kennt keine Kuren irgendwelcher Art. Es ist ein Fehler, durch Kuren oder fremde Substanzen Gesundheit wiedergewinnen oder erhalten zu wollen. NG lehnt konsequenterweise alle Drogen, Medikamente, Impfungen und Behandlungen strikt ab, weil diese die Gesundheit unterminieren und somit unser Gewebe und unseren vitalen Körper zerstören.

NG braucht keine Ergebnisse von Experten aus Labors, die sich nur mit der Untersuchung lebloser Materie befassen. Lebendigkeit kann von theoretisierenden Pseudowissenschaftlern nicht gelehrt werden. Wer begab sich auf Nahrungssuche, lernte zu essen, zu kauen, zu atmen? Wie lernten wir beispielsweise, unseren Darm zu entleeren und zu schlafen? Das sind alles natürliche Vorgänge.

NG benötigt weder Dokumentationen noch palavernde Autoritäten. Auf die Meinung von Laborexperten können wir verzichten.

> *»Natur kennt keine Kompromisse. Die Welt kann nur durch die gefördert werden, die sich ihr entgegenstellen!«*
>
> *(Goethe)*

Natürliche Gesundheit war und ist ein Teil unseres Lebens, ist immer wahr. Sie ist die Schöpfung, die Natur selbst!

Freßsucht und Disziplinlosigkeit

Einige Menschen verhalten sich wie Fähnchen im Wind. Sie predigen heute so, morgen so und werden doch mit ihrer eigenen Freßsucht und Haltlosigkeit nicht fertig. So suchen sie stets Anhänger und Mitstreiter, die sie bei ihren persönlichen fortgesetzten Diätsünden, unter denen ja die anderen auch schon leiden, unterstützen. Disziplin ist nichts für sie. Dabei ist die Selbstzucht so wichtig. Sie haben immer noch nicht begriffen, daß erst die Überwindung der allgegenwärtigen seichten Genüsse den echten Fortschritt bringt. Für die Freßsucht gilt jene Regel, die auch die *Anonymen Alkoholiker* beherzigen müssen. Nur muß es in unserem Fall heißen: Meide strikt den ersten Bissen. Ein Schokoladensüchtiger wird sich niemals mit einem kleinen Stückchen zufriedengeben. Er wird sich nach und nach mit ganzen Tafeln vollstopfen.

Wer Kochkost vertragen kann, ist noch weit von echter Gesundheit entfernt. Wenn Dein Magen beim Verzehr eines Käsebrots nicht sofort rebelliert, dann ist er schon gelähmt, **handlungsunfähig** geworden! *Dr. Walker* berichtete über einen seiner Patienten, der auf dem Wege der Besserung war. Er fragte *Dr. Walker*, ob er mit Bekannten mal ein Restaurant aufsuchen dürfe. *Walker:* »Wenn Sie das tun, dann werden Sie in drei Tagen die Welt verfluchen.« Seine Warnung nutzte nichts. Am ersten Tag fühlte sich der Rückfällige nach einer Mahlzeit, bestehend aus Braten, Kartoffeln, Gemüse, Pudding und etwas Wein, noch wohl und frohlockte: »Schauen Sie her, Doc, ich kann das Essen wieder vertragen!« Am dritten Tag starb er. Deshalb sei hier noch einmal wiederholt: In einen ausgeleierten Traktor (Körper) kann man allerhand hineinstopfen, aber eine feine Maschine reagiert sofort mit gravierenden Störungen.

Ich möchte Dir eindringlich raten, kompromißbereite Gesundheitslehrer, die angeblich nur an Deinem Wohlergehen interessiert sind, zu meiden wie die Pest. Ihre Abweichungstiraden gehören zusammen mit Deinem eigenen angesammelten Müll unverzüglich auf den Abfall. Tägliche kleine Siege bestärken Dich in Deinem Vorhaben, Dich nicht der denkfaulen, süchtigen Masse anzuschließen. Was sind diese kleinen Siege? Wenn Fettleibige Sahnetorten hinunterschlingen und Du einige Bananen ißt. Wenn andere Brote kauen und Du einige Pfirsiche genießt.

Die Kurkrämer

Ich wiederhole: Es gibt keine Kuren irgendwelcher Art. Der Schöpfer hat uns die kostbarste Kraft mitgegeben: nämlich jene zur Selbstheilung, über die auch die Tiere in freier Wildbahn verfügen, die sich bei Krankheiten verkriechen und nichts fressen. Vertraue nicht irgendwelchen Hellsehern, zuletzt siegt immer die Wahrheit. Du opferst nur Zeit und viel Geld für Humbug. Natürlich solltest Du bei akuten schweren Erkrankungen sofort Deinen Hausarzt konsultieren und womöglich zeitweise mit entsprechenden Notfallmedikamenten versorgt werden. Danach heißt jedoch die Devise für Dich: *Hilf Dir selbst, sei Dein eigener Heiler, indem Du Dich mit der Natur verbündest! Nur die Natur hat das Monopol zum Heilen, das ist ihr Vorrecht. Bilde mit einer gesunden Nahrung gesundes Blut. Gesundes Blut heilt alles, falls es noch nicht zerstört ist.* **Wer die tote Normalkost vertragen kann, ist schon krank!** Vor Krankheiten solltest Du Dich ebensowenig fürchten wie vor Deinem Körper. Mit Krankheiten will die Natur uns heilen! Es wäre besser, wenn Du Dich vor einem **ausschweifenden Leben und ungesunden Lebenspraktiken ängstigst.**

Wundermittel, immer neue Pillenerfindungen – sie alle sollen Deine Verstöße gegen das Naturgesetz kompensieren, damit Du weiter ungeniert *sündigen* kannst. Heil- und Wundermittel kommen und gehen!

Untersuchen wir einmal einige »Heilmethoden«. *Dr. Herbert M. Shelton: »Der Chiropraktiker punktiert die Wirbelsäule, der Osteopath streckt die Beine, der Masseur knetet und drückt, der Physiotherapeut behandelt mit Schwitz- oder Kältekuren und Elektroschocks, der Psychologe behandelt uns mit einer Runde ›heilender‹ Suggestionen, der christliche Wissenschaftler versichert uns, daß es keine Schmerzen und Krankheiten gibt, der Arzt vergiftet uns, der Chirurg entfernt Organe, und alle diese ›Heiler‹ und Behandler fordern dazu auf, große Mengen gute, ›kräftigende‹ Nahrungsmittel zu essen, um die Auswirkungen unseres Nahrungsüberschusses zu kuren.«*

Groß in Mode ist mal wieder die **Naturmedizin** mit ihren sanften Heilmethoden, die ebenso gefährlich werden können wie chemische Pillen. Du wirst in schöner Regelmäßigkeit mit Schlagwörtern wie Chelat-, Neural-, Bach-Blüten-, Frischzellen-, Reflexzonen- und Ozontherapie, Allo- und Homöopathie, Ayurveda-Medizin, Akupunktur, Kräutermittel, Trinkkuren und dergleichen konfrontiert. Und dies sind die zweifelhaften Diagnosemittel, damit Du im Rahmen der obigen Therapien für sehr teures Geld »behandelt« werden kannst: Irisdiagnose, Elektroakupunktur nach Voll, Aurafotografie, Bluttest, Kinesiologie, Biotensor, Biomagneten und so fort.

Natürlich läßt sich einigen der oben aufgeführten Methoden eine gewisse Wirkung nicht absprechen. Aber sie kratzen nur an der Oberfläche. Du weißt doch selbst am besten, daß Du immer neue Anwendungen probieren mußt. Du verspürst keine wesentliche Besserung, wenn Du die Ursache nicht beseitigst. **Die Natürliche Gesundheitslehre verschreibt weder Kuren noch finden irgendwelche ihre Anerkennung.** Sie propagiert auch keine besonderen Diäten. Ihre sanfte Medizin besteht nur aus Rohkost, jener Nahrung, der die Menschheit ihre jahrmillionenlange Entwicklung verdankt. Der Kochtopf muß verbannt werden. Was Du nicht frisch und roh essen kannst, taugt nichts! Wenn Du krank wirst, gibt es nur eine Heilmethode, die bereits *Dr. Walker* beschrieb: Leg Dich ins Bett, iß nichts und trinke jede halbe Stunde ein Glas Wasser. Öffne die Fenster und schalte Fernseher und Radio ab. Genieße nur die Ruhe und Deine Selbstheilkraft! Falls Du frierst, nimm ein warmes Bad. Wenn die Menschen diese »kostenlose Heilmethode« doch wenigstens einmal probieren würden! Statt dessen legen sie sich lieber in den Mief des Krankenhauses, lassen sich mit giftigen Pillen sowie »krankengerechter Schonkost« vollstopfen und die unnützen Behandlungskosten hochschnellen! Und später beklagen sie sich, daß alles teurer wird. **Zwei krasse Gegensätze – aber Du hast die Wahl!**

Es ist sicher noch in guter Erinnerung, was der Wunderheiler *Geerd Hamer* vor gar nicht allzulanger Zeit mit einem an Krebs erkrankten Kind anstellen wollte. Sein Sohn aus dem Jenseits sollte den Krebs im Endstadium besiegen, er sei etwas Gesundes. Die Eltern des Mädchens glaubten an diese Idiotie und lehnten jede Behandlung so lange ab, bis sie von seiten der Behörden dazu gezwungen wurden. Dieser Scharlatan und Arzt ohne Zulassung war gar einer der Hauptredner auf dem Kongreß der *Lebenskunde* 1995 in Bad Godesberg. Solche zwielichtigen Figuren können dort jetzt ihren lebensgefährlichen Unsinn verbreiten! Hauptsache, es kommen zahlende Zuhörer! *Hamer* treibt im Raum Marbella (Spanien) sein Unwesen. Eine dort als Verwalterin tätige Frau gehörte zu meinen Bekannten. Ich habe sie oft gebeten, das Rauchen aufzugeben und mehr Rohkost zu essen – leider ohne Erfolg. Auch sie hat sich dem Scharlatan *Hamer* ausgeliefert. Das Ende vom Lied: Kürzlich verstarb sie knapp vierzigjährig an Gebärmutterhalskrebs. Auch ihre stark rauchende Mutter erlag viel zu früh einem Krebsleiden.

So äußerte sich *Dr. med. Tilden:* »*Krankheiten werden durch den Menschen selbst herbeigeführt. Heilung kaufen zu wollen, ist genauso schlimm, wie an Heilung zu glauben!*«

Auch *Dr. Tilden* hat die ersten 28 Jahre seines Arztlebens mit Medikamenten behandelt, dann jedoch 26 Jahre lang höchst erfolgreich auf sie verzichtet. Die ersten Vertreter dieser Heilmethode nannten sich »*Drugless Healer*«, also Heiler ohne Pillen. *Tilden* praktizierte bis zu seinem Tode im Alter von 90 Jahren in Denver/Colorado.

In »*Fit fürs Leben*« vom April 1993 habe ich über den **Vater der Natural Hygiene,** den Pionier der NH, *Dr. Jennings,* berichtet. Schon mit 34 Jahren verabreichte er seinen Patienten Placebos, die genau nach seinem Rezept einzunehmen waren. Bei den Placebos handelte es sich um bunte Perlen, die lediglich Milchzucker enthielten. Der große Erfolg seiner »*No Pills Therapy*« erstaunte nicht nur ihn, sondern auch seine Kollegen. Von weither reisten Heilungssuchende in großen Scharen an, um die bunten Perlen mit wunderbarer **Kurwirkung** verschrieben zu bekommen. *Dr. Jennings* faßte Krankheiten nicht als einen Angriff böswilliger Wesen auf, sondern als eine herabgesetzte vitale Energie beziehungsweise deren Verwendung für andere Zwecke. Er hat als erster die Physiologie von Gesundheit und Krankheit beschrieben und dementsprechend erfolgreich gehandelt, während seine lokalen Kollegen ihre Patienten für den Friedhof »kurierten«.

Wir kennen ja die magische Wirkung von Medikamenten, wenn sie nur jederzeit griffbereit sind. Will jemand bei vermeintlichen Anginabeschwerden mit einem Nitrostoß seine Adern erweitern und unterläßt es letztlich doch, dann nur aus dem Grund, weil es ihm wegen der ständigen Verfügbarkeit des Medikaments jederzeit möglich ist. **Einbildung heilt oder hemmt! Nur darauf bauen die diversen Heiler mit ihren angeblich magischen Fähigkeiten! Am besten stellst Du Deine** schädlichen Gewohnheiten ab, das ist die allerbeste und einzige Therapie! Die Gesetze der Schöpfung sind nicht wandelbar und für alle Lebewesen gleich. Auch Du wirst eines Tages merken, daß die Natur den längeren Arm hat. Ich nenne die Dinge unverblümt beim Namen, ob es nun jemandem paßt oder nicht! **Es geht um Deine Gesundheit.** Wir müssen alle manchmal richtig wachgerüttelt werden, sonst lassen auch wir uns eines Tages von der falschen Propaganda einlullen! Du kannst daraus entnehmen, was Du für richtig hältst. Du brauchst kaum etwas hinzuzulernen, doch solltest Du fast alles Bisherige *verlernen!*

Warum weder Fleisch noch Fisch, noch Eier?

> »*Solange es Schlachthäuser gibt, wird es Schlachtfelder geben.*«
> *(Leo Tolstoi)*

Fast alle Naturforscher und vergleichende Anatomen, so auch *Dr. Alan Walker* und *Prof. Thomas Huxley,* haben aufgezeigt, daß der Mensch ursprünglich ein **Frugivore, also ein Früchteesser,** war. Man sieht das an den Genen der Menschenaffen, die zu 98,4 Prozent mit den unsrigen übereinstimmen. Die Primaten konnten sich trotz Umweltzerstörung und -verschmutzung durch uns Menschen relativ gesunderhalten, während wir arg degeneriert sind und ohne Hilfsmittel kaum noch leben können. Wir haben uns vom Urtyp des Früchteessers, der Obst nur in rohem Zustand verzehrte, zum Allesesser entwickelt, dessen Lebensinhalt Kochtopf und Pfanne geworden ist.

Teste wieder selbst: Wenn Du Dich zu den Fleischessern, zu den Karnivoren zählst, dann solltest Du Dich auch entsprechend verhalten. Der echte Fleischfresser vertilgt seine frisch gerissene Beute mit Blut und Innereien. Blut, Knochen, Knochenmark und Drüsen seines Opfers enthalten die besseren, nahrhafteren Anteile. Wir Menschen begnügen uns mit dem bereits in Verwesung übergegangenen, hitzebehandelten, säurebildenden Muskelfleisch. Wir besitzen nicht die Enzyme, Fleisch richtig zu verdauen; vor allem fehlt uns das Enzym Urikase, das die Bildung von Harnsäure verhindert. Ein Raubtier kann mit seinen spitzen Zähnen Fleischstücke aus dem Körper seiner Beute reißen und ohne zu kauen hinunterschlingen. Seine für die Fleischverdauung zuständigen Enzyme verlassen ohne Fäulnis- und Giftwirkung problemlos seinen kurzen Darm. Dennoch muß der Fleischfresser, ebenso wie der Hund, sich gelegentlich von basischen Pflanzen und Knochen als Ausgleich für die Säuerung ernähren.

Wenn der Mensch nicht schon verroht ist, dann wird er sich vor rohem Fleisch ekeln. Es muß knusprig gebraten und mit Fett und Gewürzen schmackhaft gemacht werden. Beim Menschen fault fleischliche Kost aufgrund des langen Weges, den sie durch die Därme zurücklegen muß. Die dabei entstehenden Säuren und Fäulnisstoffe können nur schwer verarbeitet werden. Rheuma, Gicht, Ischias haben wir dem Fleisch-, Fisch- und Eierkonsum sowie dem ebenfalls säurebildenden Getreide zu verdanken.

»Schon ein flüchtiger Blick zeigt, daß die klügsten, stärksten, nützlichsten, schönsten und langlebigsten Tiere keine Fleischfresser sind, wie Affen, Schafe, Pferde, Kühe, Elefanten. Fleischfresser existieren, um zu quälen und zu rauben, wie Katzen, von der Hauskatze bis zum Leoparden, Tiger und Löwen, die Ratten, Mäuse, Hyänen und die übrigen Killer. Zu dieser letzten Gruppe möchten uns die Biologen zählen.« (Dr. Herbert M. Shelton in: *»Richtige Ernährung«)*

Und Du Menschentier hast Dich auf die Stufe des Raubtiers herabgegeben! Reines Fleisch als Eiweißträger gibt keine

Kraft, aber die sich bei seiner Verdauung bildenden Leichengifte brutalisieren Tier und Mensch. Haben wir logischerweise dem Verzehr getöteter Tiere letzten Endes nicht Völkermorde und Kriege zu verdanken? Früher gab es lediglich den Sonntagsbraten, heute gehört eine tägliche Fleischmahlzeit zu den Normalitäten des Lebens. Wozu rechnen wir uns: zu den friedliebenden Pflanzen- oder zu den räuberischen Tierfressern?

Wertigkeit der Nahrungsmittel für den Menschen

Dr. De Evans, der aufgrund seiner praktischen Arbeit mit einem großen Patientenkreis vielseitige, nützliche Erfahrungen sammeln konnte, erstellte folgende Rangliste unserer Grundnahrungsmittel: 1. Früchte (!), 2. Fisch, 3. Fleisch, 4. Gemüse, 5. Getreide (Schlußlicht).

Früchte stehen also an der Spitze der bekömmlichsten Menschennahrung. Überraschenderweise nimmt Gemüse nur den vorletzten Platz ein. Für mich ist Gemüse ohnehin Nahrung zweiter Wahl. Die Anhänger des Körnerfutters wird es erschüttern, daß ihr bevorzugtes Produkt das Schlußlicht abgibt. Das herrlich duftende Obst benötigt keinerlei Zubereitung, es schmeckt ohne Zutaten immer wunderbar. Schon vom Gefühl her sind Früchte **erste Wahl.**

Tierkost kommt noch vor Gemüse und Getreide. Du solltest Dich laut *Dr. De Evans* und *Dr. Densmore* ja möglichst auf Früchtekost beschränken, statt Körner aller Art zu essen. Damit würdest Du den größtmöglichen Sprung in Richtung Gesundheit machen.

Tierische Nahrung nimmt heute leider einen zu großen Raum ein. Die Älteren unter uns können sich kaum daran erinnern, daß man zum Essen in ein Restaurant einlud. Heute ist das die Regel. Bei Geburtstagsfeiern gibt es schon fast Hochzeitsmenüs. Man kann es sich leisten und will dem Gast etwas Besonderes bieten. Was wird aufgetischt? Zu 95 Prozent Fleisch und Fisch in allen Variationen. Ich habe schon zu Beginn dieses Buches ausgeführt, daß der Schöpfer uns Menschen nicht mit dem Verdauungsapparat für eine solche Kost ausgestattet hat. Fleisch und Fette sind stark säurebildend und zerstören langsam, aber sicher unsere Knochen. Du erliegst leider auch in diesem Fall der arglistigen Täuschung durch eine millionenfach verbreitete Propaganda: »*Fleisch ist ein Stück Lebenskraft!*« Besonders die häufigste Krebsart, der Darmkrebs, ist eng mit dem langjährigen Verzehr von Fleisch und Fisch verbunden! Die schon mehrmals erwähnte Deutsche Gesellschaft für Ernährung sorgt mit ihrer Propagierung der **Basis-4-Kost** – das heißt, alle vier Grundnahrungssubstanzen Proteine, Fette, Kohlenhydrate und Vitamine/Mineralien sollten zu den Bestandteilen **jeder** Mahlzeit gehören – für größte Verwirrung. Bereits Schulkindern wird eingebleut, daß Fleisch, Fisch, Eier und Milchprodukte gesunde und lebensnotwendige Lebensmittel seien. Dabei ist diese **Basis-4-Propaganda** nichts weiter als eine Lüge, die der Fleisch- und Milchindustrie zugute kommt. Tiere entwickeln sich bei Monokost ebenso prächtig wie die Millionen Vegetarier in aller Welt. Hinzu kommt der immer schädliche Zuckerverbrauch, gestützt durch den Slogan der Zuckerwirtschaft: »*Zucker sparen, grundverkehrt. Zucker nährt!*« **Zucker nährt ausschließlich die Industrie und gefährdet jeden Organismus.**

Gelegentlich werfe ich einen Blick in das Propagandablatt »*LUKULLUS*«, das bei unserem örtlichen Metzger ausliegt. In dieser Ausgabe mußte wieder ein Gutachter ran, um das **Fleisch als ein Stück Lebenskraft** auf wissenschaftlich abgesicherter Basis schmackhaft unter die Leute bringen zu können. So heißt es in einem Interview des *Prof. Walter Feldheim* von der Universität Kiel mit der Anbietergruppe *New Zealand Lamb* (ich zitiere auszugsweise): »Es ist sehr schwierig und nur mit komplizierten Kombinationen möglich, will man mit Obst, Gemüse, Salaten und Getreideprodukten den Bedarf an Vitaminen, Eiweißen und Mineralstoffen decken.«

Nun stellt sich daraus zwangsläufig folgende Frage: Wie soll das Rind es eigentlich fertigbringen, aus einfachem Gras alle die besagten Vitamine, Mineralien und Eiweiße zu produzieren und in seinem Fleisch für den Menschen freßbereit zu halten? Selbsternannte Experten und Fleischhändler stellen also das am höchsten entwickelte Lebewesen Mensch noch unter die Stufe der Rinder – ein Armutszeugnis für die Krone der Schöpfung von seiten der Wissenschaft! Nach der Lektüre meines Buches bist Du nicht mehr so leichtgläubig, auf einen solchen Schmus hereinzufallen.

Millionen Menschen sind Vegetarier. Die müßten doch alle längst zusammen mit den Monokost fressenden Tieren ausgestorben sein, wenn diese Schlachterpropagandisten recht hätten!

Woher bekomme ich mein Eiweiß?

Diese Frage wird am häufigsten gestellt, auch *Dr. Bruker* richtete sie in einer ZDF-Sendung an mich. Ihm gegenüber fiel mir als Antwort nur ein Obstesser aus Frankreich ein, der sich zwecks Eiweißergänzung an »Delikatessen« wie Käfern, Engerlingen, Regenwürmern und ähnlichem Getier gütlich tut. Doch konnte *Dr. Bruker* mir ein natürliches Nahrungsmittel nennen, das kein Eiweiß enthält? Fehlanzeige – mit Ausnahme von reinem Fett, das es in der Natur als isolierte Substanz nicht gibt, sind Aminosäuren in sämtlichen Pflanzen vorhanden. Fertigeiweiß benötigen wir nicht, unser Körper muß es wieder in die verschiedenen Aminosäuren zerlegen und daraus sein eigenes Eiweiß beziehen. Auch hier sei wieder auf die Tiere verwiesen: Wie sonst könnte ein Elefant aus Gras und Blättern sein Riesengerüst, seinen Organismus aus Knochen, Fleisch und Blut aufbauen? Übrigens sind alle pflanzenfressenden Tiere der Welt dazu fähig. Nur wir Menschen sollen tierisches Eiweiß nötig haben? Im Gegenteil – zuviel davon macht uns krank.

Prof. Wendt hat vor 50 Jahren mit Hilfe des Elektronenmikroskops nachgewiesen, daß wir Menschen den Eiweißüberschuß an den Gitternetzen der Leber und den Kapillaren speichern und auf diese Weise die Säftebahnen verstopfen. Er plädierte energisch dafür, diesen krankmachenden Eiweißmüll abzubauen, und empfahl: **Iß eine Mahlzeit am Tag, einen Tag der Woche, eine Woche des Monats, einen Monat des Jahres vegetarisch.** Das bedeutet, daß überschüssiges tierisches Eiweiß sich an einem Punkt konzentriert und den wichtigen Kapillarraum verstopft, wenn wir uns von solchen Ablagerungen nicht stetig durch rein vegetarische Kost oder Fasten wieder befreien.

Der Ochse, dessen saftiges Steak in »Feinschmeckerkreisen« begehrt ist, schafft es, aus einfachem Gras wertvolles Eiweiß zu produzieren! Für ihre Saugkälber liefert die Kuh außerdem wertvolle Milch, die sie selbst aber nicht trinkt. Eine solche Dummheit überläßt sie den Menschen. Nun wird man mir entgegenhalten: Ja, die Kuh kann das, sie hat schließlich vier Mägen. Diesem Argument halte ich entgegen: Nimm das Pferd. In dieser Diskussion wird als weitere Begründung angeführt, daß wir tierisches Eiweiß als Gehirnnahrung bräuchten. Dann genügt es also, *dumme* Kühe und Schweine zu essen, um Intelligenz zu erlangen? Das Gegenteil ist auch hier der Fall: Das Gehirn benötigt nur Fruchtzucker, den am einfachsten und wirkungsvollsten unsere Früchte bereitstellen.

Der Müll aus Eiweiß, Fett (Cholesterin) und toten anorganischen Mineralien (besonders Kalk) verstopft gerade die feinen Hirnarterien – Ergebnis: Schlaganfall. Jede zugeführte Nahrung *muß* in Glykogen umgewandelt werden. Nur so ist sie als Betriebsstoff verwendbar. Unser Hirn beansprucht allein 20 bis 25 Prozent der Energiezufuhr. Bei drohendem Koma, Unter- oder Überzuckerung wird dem Kranken Zucker zugeführt, nicht etwa Eiweiß oder Fett!! **Ja, Dummheit ist ein menschliches Privileg.**

Hat der Schöpfer bei uns, der Krönung seines Wirkens, einen solch schweren Fehler begangen, daß wir als Fleischvertilger unser Leben fristen müssen? Die Kirchenchristen mit ihren Predigern sind leider schlechte Beispiele, weil sie selbst »fleischlichen Genüssen« frönen. Der Pfarrer und Veganer *Dr. C. A. Skriver,* den ich noch persönlich von seiner Husumer Zeit her kannte, hat mehrere Bücher über den *»Verrat der Kirchen an den Tieren«* geschrieben. Seine verzweifelten Appelle blieben jedoch ohne Widerhall – im Gegenteil: Der Verzehr von Fleisch wurde weiterhin drastisch gesteigert. Ich sah Pastor *Skriver* schon 1955 mit Plastikschuhen, weil auch Leder ein tierisches Rohmaterial ist. Er lehnte als strikter Vegetarier, als Veganer, alles ab, was tierischen Ursprungs ist. Das hinderte ihn jedoch nicht daran, seine Mahlzeiten zu kochen.

Natürlich vermag der Mensch auch aus Pflanzen das für ihn erforderliche Eiweiß zu beziehen. Das geschieht im gesunden Darmmilieu mit Hilfe des immer vorhandenen Stickstoffs (= Nitrogen = Eiweiß). *Ehret* schrieb, die Fleischnahrung sei der Hauptverursacher der meisten heutigen Krankheiten. Ich füge hinzu, daß Infarkte aller Art daraus resultieren. Es ist die Rache der Tierwelt dafür, daß unsere Mitgeschöpfe aus lauter Genußsucht aufgegessen werden. Geronnenes, hitzebehandeltes tierisches Eiweiß und im Kochtopf veränderte tierische Fette lagern sich in und an unseren Arterien zusammen mit überschüssigem LDL-Cholesterin und anorganischem Kalk ab. Dieser Müll verstopft alle Säftebahnen, nichts geht mehr richtig. Und Du selbst bist dafür verantwortlich!

Lothar Wendt postulierte folgende Idealwerte im Blutserum: Gesamteiweiß unter 6,0 g/dl, Hämoglobin unter 14,0 g/dl, Hämatokrit unter 0,40 Vol.%, Erythrozyten unter 5,0 Mio mm^3.

Um den niedrigen Eiweißwert nach *Wendt* zu erreichen, habe ich mich Anfang der achtziger Jahre regelmäßigen Bluttests unterzogen. Ich kam nicht unter 6,4 g/dl. Trotz vegetarischer Ernährung hatte und habe ich immer Werte zwischen 7,0 und 7,5. Jeder kann die Behauptungen der offiziellen Wissenschaftler, Fleisch, Fisch und Milch seien als Eiweißergänzung unabdingbar, widerlegen. Geh zu Deinem Hausarzt und laß Dein Blut untersuchen. Wenn das Resultat den Wert 6,0 nicht zu sehr unterschreitet, liegst Du laut *Wendt* im Idealbereich. Beachte: Krebsmetastasen weisen zehnmal soviel Eiweiß auf wie normale Zellen. Geht Dir ein Licht auf? Ein von Krebs befallener Körper weiß nicht mehr, wohin mit der ganzen Eiweißlast; deshalb bildet er Beutel, um die überschüssigen Abfälle irgendwie loszuwerden.

Wendts vegetarisches Kochbuch verzichtet leider nicht auf hitzebehandelte Kost; in meinen Augen war er noch nicht radikal genug. Eine nur zeitweise vegetarische Ernährungsphase baut den Eiweißmüll nicht energisch genug ab. Das gummiartige, gelbe Protein-Fett-Kalk-Gemisch ist zäh wie Leder. Du kannst es nur durch Totalfasten, Rohkost oder Ergänzungen nach *Dr. Rath* sowie durch kräftige körperliche Betätigung loswerden. Auf *Dr. Rath* komme ich noch zurück.

Sollte wirklich ein Eiweißmangel vorliegen, so bestätigt sich wieder einmal folgende Regel: *Die Natur heilt alles, aber nicht alle Menschen.* Mit anderen Worten: Du hast dieses Defizit Deiner schlechten Erbanlage und Deiner bisherigen falschen Ernährung zu verdanken. Dein Körper leidet bereits unter einer eingeschränkten Verwertung von überschüssigen Aminosäuren sowie unter einer Leber- und Enzymschwäche. Ich habe bisher noch keinen Vegetarier mit Eiweißunterbilanz kennengelernt. Was ist also zu tun? Faste drei bis vier Tage, trinke nur Wasser und laß einige Einläufe, noch besser eine große Darmspülung vornehmen, damit alle Ablagerungen aus dem Darm entfernt werden und die Drüsen wieder richtig arbeiten können. Danach würde ich *Budwigs* Quark-Leinöl-Emulsion (wird in beiden bisherigen Büchern von mir beschrieben) mit viel Grünblattgemüse (eiweißhaltig) empfehlen. Diese Mischung ist durch die intensive Vermischung von schwefelhaltigem Magerquark und Leinöl **wasserlöslich** geworden.

Fischeiweiß läßt sich noch schlechter als Eiweiß aus Fleisch und Geflügel verwerten, Fisch fault vielfach schneller als Fleisch in Magen und Därmen. Eine Fischvergiftung ist noch gefährlicher als eine Fleischvergiftung. Das Meer enthält große Mengen der metallischen Gifte Kadmium und Blei, die auch die Fische aufnehmen. »Freitags ist der Fischtag, da brauchen wir Eiweiß für unser Gehirn!« heißt ein Slogan. Falsch, denn unser Gehirn benötigt, wie bereits erwähnt, Fruchtzucker. Du kannst Dir alle Fische des Meeres einverleiben und wirst doch um keinen Deut klüger. Im allgemeinen ist Dummheit angeboren oder Resultat einer schlechten Schulbildung. Während Du Dich nach einer Fisch- und Fleischmahlzeit müde und träge fühlst, spürst Du nach dem Verzehr von Früchten unbändige Kräfte in Geist und Körper. Nichts belastet. Die Innuit (Eskimos), die sich am meisten von Fisch ernähren, sterben sehr früh und sind von der höchsten Schlaganfallrate der Welt betroffen!

Und die nahrhaften Eier? Das Ei ist für die Ernährung eines neuen Lebens bestimmt. Deine Entwicklung ist abgeschlossen und nicht auf krankmachende, konzentrierte Nährstoffe dieser Art angewiesen. Ein Ei liefert neben Eiweiß und Fett etwa 300 Milligramm Cholesterin, den gesamten Tagesbedarf. **Eier erzeugen Eiter, Omeletts die doppelte Menge davon,** sagte der bekannte deutsche Arzt *Dr. Steintel.* Körnern und Eiern wohnen wichtige Nährstoffe, geballte Kräfte inne, das bestreitet niemand. Aber sie gleichen kleinen Atombomben, die unserem Organismus zum Verhängnis werden. Denke auch an die Tierquälerei in den scheußlichen Eierfabriken. Ich sah eine solche Legebatterie bereits 1964 in den USA. Der Inhaber hatte abstoßenden Ausschlag im Gesicht und an den Händen. Wer unter Leber- oder Nierenproblemen leidet, sollte die säurebildenden Eier unbedingt meiden. Da sie kaum Grobstoffe enthalten, verstopfen sie unseren Darmkanal. Ihr großer Anteil Schwefel erzeugt faulige Gase. Außerdem sind sie neben Weizen und Milch vorrangige Auslöser von Allergien. Eier sind einfach eine ungesunde Kost.

Milch ist eine politische Nahrung

Kein Tier ist so dumm, nach der Entwöhnung von der Mutterbrust noch Milch zu trinken. **Doch der Mensch will ewiger Säuger bleiben.** Wie die Eier enthält auch die Milch keinerlei Grobstoffe und zuviel Eiweiß. Sie ist ein Nahrungsmittel, das Verstopfung verursacht. Wann läßt Du endlich die Finger von dem weißen Gebräu? Warum gibst Du für diese unvollkommene Nahrung noch unnütz Geld aus? **Milch ist bekannt als Allergieauslöser Nr. 1.** Weizen und Eier belegen die nächsten beiden Plätze. Nach *Dr. McDougall* kommen in der Milch 25 verschiedene Eiweiße vor, die 40 unterschiedliche allergische Reaktionen hervorrufen. Sie werden von der Mutter, die ihren Säugling stillt, selbst jedoch Milchprodukte ißt, auf ihr Kind übertragen. Außerdem verursacht sie Koliken. Im Gegensatz zur populären Meinung, Milch sei bei Magengeschwüren ein wirksames Gegenmittel, steht die Tatsache, daß die Magensäureproduktion mit dem Milchtrinken noch verstärkt wird. Des weiteren besteht eine enge Verbindung zur Entwicklung von multipler Sklerose (MS), wenn Kinder mit Kuhmilch großgezogen wurden statt mit Muttermilch.

Wieder ein Test: Vermeide alle Milchprodukte. Magengeschwüre, vergrößerte Mandeln und Drüsen werden sich dramatisch zurückbilden!

Die Milch weist einen hohen Kalziumanteil auf. Doch dieses an das grobstoffliche Kasein gebundene Kalzium kann der Mensch nicht aufnehmen. Bester Beweis ist das mangelhafte Knochengerüst der Angehörigen westlicher Völker, die am meisten Milchprodukte verzehren. Rohköstler und sich pflanzlich ernährende Tiere kennen keine Osteoporose. Woher bekommen Elefanten und Giraffen so starke Knochen, um ihre schweren Körper tragen zu können? Die Antwort ist einfach: **Sie müssen sich nach der Entwöhnung von Pflanzenkost ernähren!** Die Tiere entlarven die Milchpropaganda noch am ehesten. Milch ist für das Wachstum eines Säuglings lebenswichtig – aber ausschließlich die Muttermilch. Sie enthält nur etwa 1,2 Prozent Albuminprotein. Das raschwüchsige Kalb (mit vier Mägen) benötigt dreimal soviel Eiweiß, welches an das große, zähe, schwerverdauliche Teile (Quark) formende Kasein gebunden ist, während das Albumin der Muttermilch kleine, weiche Teile bildet, die sehr leicht zu verdauen sind. Die menschliche Milch enthält viel mehr Zystein und Tryphtophan als jede andere Milch. Der Kuhmilch wiederum mangelt es an Eisen, Jod, Phosphor und Mangan, wie überhaupt jede Säugetierart ihren Nachwuchs mit einer eigenen Milchzusammensetzung säugt. Der hohe Eiweißanteil in der Kuhmilch ist für das Kind äußerst schädlich und die Ursache einer zu schnellen Entwicklung, die sich auf sein Lebensalter nachteilig auswirken wird.

Wie die hitzebehandelten Körner ist die Kuhmilch extrem

schleimbildend. Jeder Milchtrinker spürt das bereits nach dem ersten Schluck im Hals. Kleister und Schleim sind jedoch neben gekochten Mahlzeiten die Ursache für die verschiedenen Erkältungskrankheiten. Auch Atemschwierigkeiten, Bluthochdruck, Schwindel, Blähungen, starker Urinfluß können durch Milchverzehr hervorgerufen werden.

In der Muttermilch sind Lezithin und ein hoher Anteil der Aminosäure Taurin vorhanden, beides wesentliche Voraussetzungen für die Gehirnentwicklung des Kindes. In der Kuhmilch kommen beide Substanzen nicht vor. Muttermilch ist süß und enthält mehr Kohlenhydrate. Die Anteile von Fett, Mineralien und Vitaminen differieren in beiden Milcharten ganz erheblich. Diese Fakten beweisen, daß Mutter- und Kuhmilch sich stark voneinander unterscheiden.

Betrachten wir jetzt die Verdaubarkeit der Milch. Deren Bestandteile Laktose (Zucker) und Kasein (Protein) müssen durch die Enzyme *Laktase* und *Käselab* verdaut werden. Aber in einem Alter von etwa drei Jahren haben die meisten Menschen diese Enzyme nicht mehr ausreichend vorrätig, auch ein wichtiger Hinweis der Natur, daß ausgewachsene Lebewesen auf Milch als Nahrung verzichten sollten. *Käselab wird daher aus den Mägen der Saugkälber hergestellt und nicht aus alten Kuhmägen!*

Außerdem ist die heute in den Läden angebotene Milch infolge ihrer verwerflichen Behandlung **tot.** Sie wird von Gesetzes wegen homogenisiert, sterilisiert und pasteurisiert! Warum eigentlich? Damit sie sich länger im Regal hält. Frische Milch verdirbt schnell. Ich habe einmal an einem Fachkundelehrgang für Milch teilgenommen, um danach frische Milch im Laden verkaufen zu dürfen. Täglich mußte der fortschreitende Säuregehalt der Milch geprüft werden. Durch die obengenannten drei Verfahren wird der naturgemäße Verfall erheblich hinausgezögert. Damit ist aber auch der Lebendigkeit der Milch ein

Ende gesetzt. Untersuchungen haben ergeben: Würde man Kälber mit einer derartig veränderten Kuhmilch füttern, so wären sie binnen drei Wochen tot.

Die Homogenisierung spaltet die Fettkügelchen in mikroskopisch kleinste Teile. *Dr. Oster* hat nachgewiesen, daß solche Fettpartikel leicht die Darmwand durchdringen können und auf diese Weise die Ablagerung von Kalkmüll in Arterien und im großen Lymphsystem beschleunigen. Die Homogenisierung dient keinem nützlichen Zweck, sie kaschiert verdorbene Milch! Und gäbe man Kälbern pasteurisierte Milch zu trinken, so würden sie nicht einmal ihre Reife erreichen.

Nochmals – reine Kuhmilch ist eine notwendige Nahrung für Kälber, doch wir Menschen sollten tunlichst die Finger von ihr lassen. Milchverbraucher, es ist schon später, als Du denkst. Es wird allerhöchste Zeit, sich von dieser unerwünschten fetten, *weißen Pracht* fernzuhalten!

Milch und Milchprodukte sind neben Getreide jene Nahrungsmittel, die am stärksten Säure produzieren und die unkluge Menschen ihrem Körper zumuten. Durch den sofort einsetzenden Säuerungsprozeß im Magen verwandeln sich die in der Milch vorhandenen Substanzen Kalk und Phosphor zusammen mit dem Milcheiweiß in eine unverdauliche Masse, die wir *Käse* nennen. Dieser sondert sich im Darm teilweise als schweres Darmgift ab, das die Darmzotten nahezu unlösbar verkleistert. Dadurch kann die natürliche Nahrung nicht mehr richtig aufgenommen werden, und das Phosphor-Kalk-Gleichgewicht wird erheblich gestört. Die Folge sind spröde Knochen. **Käse verschließt also Magen und Därme und stoppt somit die Verdauung!**

Man kann diesem Übel auch nicht mit kohlensaurem Kalk abhelfen, wie es uns manche Gegner der Säure einreden wollen. Wir haben gesehen, daß Magen und Darm nur Mineralstoffe verarbeiten können, die vorher über den Pflanzenkörper in organische Bausteine umgewandelt wurden. Jede Neutralisierung unserer Sünden durch Kalkgemische verstärkt im Grunde genommen zusammen mit Fetten und Cholesterinen die schon vorhandene Verkalkung: Ich bezeichne dieses zähe, gummiartige, gelbe Zeug als Protein-Kalk-Müll.

Ganz schlimm ist es mit der H-Milch, die gedankenlose Menschen heute zu 95 Prozent kaufen. Laß dieses Abfallprodukt doch mal einige Wochen liegen und beobachte den langsamen Zersetzungsvorgang in eine stinkende Kloake mit zunehmender Leimtendenz bis hin zum nahezu perfekten Tapetenkleister. Als ich noch für die Wandmaker-Märkte verantwortlich war, habe ich mich energisch gegen diese schäbige Milch gewehrt. Es nutzte nichts, denn, wie ich eingangs schon in einem anderen Zusammenhang sagte, der Kunde bestimmt die Nachfrage. Weder von der Milchindustrie noch von der Deutschen Gesellschaft für Ernährung oder den Verbraucherverbänden, geschweige denn von amtlicher Seite kannst Du eine sachgerechte Aufklärung erwarten. **Hier zählen nur Umsatz, Gewinn und Steuern!**

Die Kalziumfrage

Schenkst Du der Propaganda der Milchindustrie Glauben, so würdest Du ohne ihre Produkte an Kalkmangel mit nachfolgender Osteoporose leiden, und Deine Knochen würden brüchig wie Glas werden. Der Fasten-Wanderarzt *Dr. H. G. Schmidt* hat mehrere Bücher über Ernährung und eines über Osteoporose geschrieben. Er entlarvte die verantwortungslosen Werbesprüche der Milchindustrie, indem er sie drastisch umformulierte: Statt *»Trinkt Milch, und Ihr bleibt gesund«*

sollten ihre Lastzüge folgenden Slogan tragen: »*Wir transportieren die Knochenvernichter!*«

Es war schon einmal die Rede davon, daß der menschliche Organismus ab einem Alter von etwa drei Jahren kaum noch über die Enzyme Laktase und Käselab verfügt, um die Milch verdauen zu können. Und diese spärlichen Reste verringern sich noch im weiteren Verlauf unseres Lebens. Deshalb sind wir nicht mehr in der Lage, das an das grobstoffliche Kasein-Eiweiß gebundene Kalzium in unseren Stoffwechsel aufzunehmen.

Wieder ein einfacher Testvergleich: Wie bringen es nur die großen Säugetiere fertig, ohne einen Tropfen Milch so stabile Knochen zu produzieren? Wie vermögen sich die Millionen Veganer in der Welt, die überhaupt nichts, auch keinen Honig, vom Tier essen, noch auf ihren Beinen zu halten? Noch drastischer: **Wie schafft die Kuh es selbst ohne Milchzufuhr?** Warum wissen wir als vermeintlich gutinformierte Konsumenten des Fernsehens trotz der vielen Berichte aus fernen Ländern immer noch nicht, daß die Mehrheit der Menschen auf der Erde überhaupt keine Milch trinkt? Ganz einfach: Die Reporter genießen gedankenlos wie schon in ihren Heimatländern nun die landesübliche, degenerierte Kochkost. Warum einen Gedanken an Gesundheit verschwenden – die Hauptsache? Die afrikanischen Bantufrauen sind sehr gesund, haben starke Knochen und Zähne, obgleich sie keine Milch trinken. Sie führen sich aus Pflanzen 250 bis 400 Milligramm gut verwertbares Kalzium zu, das ist die Hälfte dessen, was westliche Frauen aufnehmen. Die Bantufrauen bringen in der Regel zehn Kinder zur Welt, die sie jeweils ungefähr zehn Monate lang stillen. *Wandern aber die Bantu in die westlichen Länder aus und essen die dort übliche Kost, so haben auch sie alsbald Osteoporose und kaputte Zähne!*

Osteoporose

Die Milch ist ein *lebensnotwendiges* Nahrungsmittel – diese Behauptung entbehrt jeder Grundlage. Hieran ist auch wieder die schon mehrfach erwähnte Deutsche Gesellschaft für Ernährung schuld mit ihrer Empfehlung reichlichen Milchverzehrs, die diesen Unsinn unter wissenschaftlichem Deckmäntelchen verbreitet. Sie beruft sich beispielsweise auf *Prof. Mennen,* der sich mit der Erforschung poröser Knochen befaßt. Verehrter Professor, schauen Sie sich doch mal im Tierreich um! Nicht die Vierbeiner, sondern die übermäßig Milch konsumierenden Zweibeiner in den westlichen Industrienationen haben die weichsten Knochen, während ihre Artgenossen, die keine Milch trinken, einen sehr stabilen Knochenbau vorweisen können.

Wie die Tiere, so kann auch der Mensch seine starken Knochen aus organischem Kalzium in naturbelassenem Obst und Gemüse selbst aufbauen. Das nicht verwertbare Kalzium aus den Milchprodukten beschleunigt dagegen die von der toten Luxuskost herrührende banale *Verkalkung!* Säurebildende Fleischstücke und Stärke stehlen geradezu das wichtige Kalzium aus Knochen und Zähnen.

Verschaffen Kalktabletten Abhilfe? Auf keinen Fall, denn Forschungen in Kanada haben ergeben, daß sich selbst bei einer Zufuhr von 1200 Milligramm Kalzium der Kalziumgehalt im Blut noch verringerte. Lerne das Zitat von *Dr. Walker* auswendig: *»In einem halben Liter frisch gepreßtem Möhrensaft ist mehr Kalzium enthalten als in 25 Pfund Kalktabletten aus der Apotheke!«* Er sagte ferner, daß die Vergrößerung und Funktionsstörungen der Schilddrüse direkt vom Kasein der Kuhmilch herrühren.

Die Hauptursache mürber Knochen liegt also im hohen Ei-

weiß- und Stärkeverzehr. Fette und Proteine sind stark säurebildend, sie müssen sich durch Kalk aus Knochen und Zähnen neutralisieren. Du schädigst also mit jedem Braten Dein lebenswichtiges Knochengerüst ein bißchen mehr. Steter Tropfen höhlt den Stein, in diesem Fall Deine Knochen. **Je mehr Eiweiß Du verzehrst, desto weicher werden Deine Knochen!** Die Innuit (Eskimos) liefern für diesen degenerativen Eiweißeffekt ein trauriges Beispiel. Zusammen mit 2000 Milligramm Kalzium verbrauchen sie täglich zwischen 250 und 400 Gramm Eiweiß und sind weltweit am meisten von Osteoroseschäden betroffen. Dagegen verzehren die Bantu nur 400 Milligramm Kalzium und 47 Gramm Eiweiß am Tag und schalten somit die Gefahr poröser Knochen von vornherein aus.

Alle diese Fakten bestätigen die Tatsache, daß Milch und Milchprodukte mit ihrem hohen Eiweißgehalt neben dem säurebildenden Fleisch die Hauptursache des Kalziumverlusts im Knochengerüst sind. Sie stellen also nicht jene tugendhafte Nahrung dar, wie es uns die Werbung und die von der Milchindustrie abhängigen wissenschaftlichen Propagandisten weismachen wollen. Außerdem nimmt unser Körper nur dann Kalzium auf, wenn er es nötig hat – und nicht, wenn wir es ihm in konzentrierter Form verabreichen.

Dr. McDougall hat nach sorgfältigen Studien ermittelt, daß zweieinhalb Prozent der täglich zugeführten Kalorien als Eiweiß ausreichend sind. Das wären bei einem Erwachsenen lediglich etwa 20 Gramm Eiweiß. Wir müssen hier ergänzen, daß naturbelassene Aminosäuren aus Pflanzen viel besser verwertet werden können als das durch Hitze verminderte und geronnene Eiweiß aus dem Tierkörper, das sich nur schwer verdauen läßt. Unser Körper arbeitet stets rationell und im Recyclingverfahren: **Verbrauchte Proteine verwertet er bis zu 70 Prozent erneut. Niemand hat bisher einen Eiweißmangel bei Veganern, die sich von pflanzlicher Rohkost ernähren, festgestellt.**

Hoher Proteinverzehr bedeutet vorzeitiges Altern und frühe Degeneration. Zuviel Eiweiß ist eine große Belastung für Leber und Nieren. Es verursacht einen schädlichen Säurezustand in Blut und Gewebe, der durch unsere in Knochen, Zähnen und Gewebe gespeicherten wertvollen basischen Mineralien neutralisiert werden muß. Das bedeutet, daß nach jeder großen Eiweißmahlzeit einige Gramm Deines wichtigen Kalziums in die Toilette befördert werden oder daß sich Eiweiß in Weichteilen, Arterien, Augen (grauer Star), Nieren (Nierensteine), Haut (Falten), Gelenken (Rückenschmerzen, krummer Rücken), Herzklappen (dadurch Blutstauung) ablagert. Doch auch dort wollen wir den Kalkmüll nicht haben. Eiweißmast sammelt also Phosphor, Schwefel, Harnsäure und andere Säuren an, steigert die Entmineralisierung der Knochen und fördert Kalkablagerungen im Gewebe. Uns Menschen fehlt das Enzym *Urikase,* mit dem wir die aus dem Fleischverzehr entstandene Harnsäure wie vierbeinige Fleischfresser abbauen könnten.

Der dänische Arzt *Dr. Mikkel Hindhede* hat uns beispielhaft demonstriert, welche großen Vorteile die Menschen aus einem geringeren Eiweißverzehr ziehen. Während der Blockade Dänemarks im Ersten Weltkrieg war Hindhede im Auftrag der dänischen Regierung für die Nahrungsmittelversorgung der Bevölkerung verantwortlich. Er ließ die Masse des Viehs anderweitig verwerten und die Pflanzennahrung an die Menschen verteilen, anstatt sie als Viehfutter zu verwenden. Ich habe zu Beginn ausgeführt, daß mit dieser Methode sofort sieben- bis zehnmal so viele Menschen ernährt werden können. So bewahrte Hindhede Dänemark vor der Hungersnot. Eine weitere Erkenntnis daraus ist noch viel dramatischer: Die Todesrate sank um 40 Prozent. Hinzu kam die einschneidende Reduzierung von Krankheiten. Während des Ersten Weltkriegs litten Hunderttausende in Europa an einer Grippeepidemie mit vielen Todesfällen. Dänemarks Bevölkerung blieb davon verschont.

Arthritis/Arthrose

Arthritis ist die Bezeichnung für eine oft sehr schmerzhafte Entzündung, die dann entsteht, wenn Muskeln und Gelenke unzureichend mit frischem Blut versorgt werden und das mit Schlacken beladene venöse Blut nicht abfließen kann. Ich erinnere hier an die beschriebene Kapillarverschlackung, die im **»dunklen Darm«** ihre Wurzeln hat. **Arthrose** ist nur der chronisch gewordene Zustand. Betrachte bitte im Anhang die anschauliche Abbildung eines beliebigen Gelenks. Das rote arterielle Blut muß **zweimal** den Knochen passieren, um die das Gelenk umgebende Membran zu versorgen. Ebenfalls muß das venöse Blut **zweimal** die Knochenwand durchströmen, damit eigene Stoffwechselprodukte und Schlacken wieder abfließen können. **Das sind vier Engstellen, die Deine verschlammten Blutadern zu überwinden haben, die Knochen können nicht weichen!** Dieser enorm wichtige »Membransack« versorgt das Gelenk mit klarer, weißer Flüssigkeit, nicht mit Blut. Dennoch ist diese von großer Bedeutung, da sie einen Puffer zwischen den Knochengelenken bildet. Ansonsten würden sich Knochen auf Knochen reiben und empfindliche, sehr schmerzhafte Nervenreizungen hervorrufen.

Du versorgst diese Gelenkkapillaren ein Leben lang mit Totkost, so daß im Gelenk gewaltige entzündliche Reibungen entstehen. Auf diese Weise entwickelt sich beispielsweise ein **Brotknie,** das sich entzündet, aufquillt und stark schmerzt. Ich sage Brotknie, weil gekochte, gebratene, kleisternde und klebrige Körnerprodukte in erster Linie die Verschlammung des Kapillarsystems verursachen. Natürlich ist die ganze hitzebehandelte Nahrung mit verantwortlich. Dazu zählt auch die abgestandene, übriggebliebene Nahrung, die beim zweiten Aufbraten »so gut schmeckt«. Schaue Dir das Bild eines Gelenks im Anhang an.

Was ich hier beschrieb, gilt für alle rheumaartigen Schmerzen.
Es sind vielfältige Krankheiten des ganzen Bewegungsapparats. Wenn Dich mal wieder ziehende Rheumaschmerzen ärgern, dann schiebe nicht die Schuld auf das schlechte Wetter, sondern auf Dein **genüßliches, jahrzehntelanges Anfressen!**
Bestehen Aussichten auf Heilung? Ja, indem Du die Ursachen beseitigst. Massagen, Umschläge, Bestrahlungen können Dir dabei nicht behilflich sein, weil sie nur vorübergehend Linderung verschaffen und nicht die Wurzel des Übels ausrotten.

Rückenschmerzen

Für die zahlreichen Rückenbeschwerden gilt das gleiche: Auslöser sind, wie zuvor beschrieben, Deine »verkalkten« Adern sowie die dauerhaft schlechte Versorgung der Zellen mit Sauerstoff und Nährlösung. Die Venen können Schlacken nur noch unzureichend abtransportieren. So entstehen die Bandscheiben- und Muskelschäden. Die empfindlichen Nerven werden gereizt und reagieren mit Schmerzen. Es gilt auch hier: Frischkost essen, Fett total einschränken und sich viel bewegen, um auf diese Weise die Säftebahnen wieder zu säubern.

Geeignete Nahrungskombinationen

In meinem Buch *»Willst Du gesund sein? Vergiß den Kochtopf!«* ist eine graphische Darstellung der richtigen Zusammenstellung unserer Nahrung wiedergegeben. Hier möchte ich mich nur auf einige wesentliche Punkte konzentrieren, die für einen NH-Anhänger äußerst wichtig sind. Im Grunde genommen sollte der Mensch gar nicht lange über die geeignete Kombination nachdenken müssen, wenn er reiner Früchteesser geblieben wäre. Alle Nahrungsarten enthalten Fette, Kohlenhydrate, Eiweiß, Vitamine und Mineralstoffe in trauter Gemeinschaft. Manche kritisieren die Trennkost nach *Dr. Hay,* der seine Methode von der NH übernommen hat. In meinem Besitz sind zwei Originalausgaben von *Dr. Hay,* in denen immer wieder Autoren der NH erwähnt werden. *Hay* hat ganz klar definiert: **Hochgradig** stärke- und **stark** eiweißhaltige Nahrungsmittel sollten nicht zusammen gegessen werden. Das ist richtig, denn beide benötigen entgegengesetzt wirkende Verdauungsenzyme. Das verlangsamt und erschwert die Verdauung.

Doch wie deutsche Trennkostleute *Hay* heute interpretieren, ist schon erstaunlich, denn bis auf das leidige Thema Milch stimmt *Hay* mit der NH überein. Schon *Dr. Walb* hat *Hays* Original stark verwässert. Wenn man in den Büchern heutiger Trennkost-Apologeten nachliest, so findet sich *Hay* darin als großer Fleisch-, Fisch- und Käseesser wieder. In Wirklichkeit erachtete er Fleisch als nutzlos und unnötig. Unsere Trennkost-Protagonisten präsentieren riesige Tierkostplatten. **Früchtekost war für ihn exzellent!** Auf Seite 50 seines *»Medical Millenium«* steht: *Niemals Brot!* Auch er verwarf Stärke-Erzeugnisse. Schau Dir dagegen die Stärkeseite bei der jetzt praktizierten Trennkost an. Auf Seite 15 schreibt *Hay:* **»Rank fruits first!«** – **Setz Früchte an die erste Stelle.** Alkalische Nahrung stand bei

Hay immer im Vordergrund. Auch er vertrat die Formel: **80 Prozent Base, nur 20 Prozent Säure!**

Säure und Stärke passen schlecht zusammen. Frucht- und Essigsäure zerstören das stärkeauflösende Enzym Amylase. Obst verbleibt dann im Magen und gärt. So sind Obstkuchen oder Zitronensaft in Verbindung mit Müsli ernährungsmäßig unsinnig! Da entwickeln sich schnell Gärung, Sodbrennen, Aufstoßen und schließlich ein alkoholischer Prozeß.

Eiweiß und Stärke benötigen ebenfalls Enzyme mit entgegengesetzten Eigenschaften. Eiweiß erfordert ein Säuremedium, Stärke basische Amylase. Nach chemischer Gesetzmäßigkeit neutralisieren sich Säure und Base. Es kommt wiederum zu einer langen Lagerzeit im Magen und wie oben zur Entwicklung von Alkohol.

Eiweiß und Eiweiß zusammen sind ebenfalls problematisch. Jedes Eiweiß benötigt eine entsprechende Säurestärke. Daher nur jeweils eine Eiweißart zur Zeit essen. Das gilt nicht für die verschiedenen Nußarten, da die Aminosäuren in diesen fast gleich sind.

Eiweiß und Säure lassen sich schon eher miteinander verbinden. Aber das Enzym Pepsin wird nur dann aktiv, wenn nur eine Säureart vorhanden ist: Salzsäure. Andere Säuren stören und zerstören dieses Enzym, auch die Fruchtsäure. Bei Fleischkost verbleiben die Früchte so lange im Magen, bis das Fleischprotein verdaut ist. Also wieder Gärung und Aufstoßen.

Fette und Proteine zusammen sind ebenfalls nicht empfehlenswert. Wir wissen inzwischen, daß isolierte Fette in der Natur nicht vorkommen. Wenn man Fett zum Eiweiß ißt, kann die Magensäure nicht richtig angreifen, denn es muß zuerst das Fett verdaut werden. Die Anwesenheit von Öl im Magen verzögert die Bildung von Verdauungssäure. Vermeide also die Verbindung von Butter, Ölen, Avocados und dergleichen mit Eiweißkost! Unser Bedarf an Fett ist sehr klein, und Fleischkost enthält ohnehin schon genug davon.

Zucker zu Eiweiß verzögert die Bildung von Magensäure gleichfalls. Das gilt sowohl für Fruchtzucker als auch für weißen Zucker und Honig. Zucker verbleibt dann als Gärungsfaktor im Magen.

Zucker und Stärke. Zucker behindert die Entwicklung von genügend Enzymptyalin im Mundspeichel. So kann Stärke nur schwer aufgeschlossen werden. Das ist ja gerade die allgemeine Begleiterscheinung bei Kuchen und Müslimischungen: Sie erzeugen unfreundliche Symptome aller Art.

Wenn überhaupt Milch, so sollte sie ausschließlich als Monokost aufgenommen werden. Du hast an anderer Stelle gelesen, daß die Menschen nach der Entwöhnung von der Mutterbrust nicht mehr genügend der erforderlichen Enzyme Laktase und Käselab besitzen, um Milcherzeugnisse richtig verdauen zu können. Kuhmilch für das Kalb ist ganz anders zusammengesetzt als Muttermilch für das Baby. NH-Anhänger trinken keine Milch, und erst recht essen sie keinen verrotteten Käse.

Einige **Fruchtarten** lassen sich zwar kombinieren, doch verrät einem schon das Gefühl, daß süße und saure Früchte nicht gut zusammenpassen. Der Verdauungsprozeß von **Melonen** setzt so schnell ein, daß sie ganz für sich gegessen werden sollten. Ideal ist nur **eine** Fruchtart zu **einer** Mahlzeit. **Auf diese Weise verschaffst Du Dir noch am raschesten Energie, und Du fühlst Dich superleicht.**

Und nun vergleiche Dein Sammelsurium aus bisher genossener gutbürgerlicher Kost mit dieser Kombinationsaufstellung! Kannst Du jetzt erraten, woher die vielfältigen Verdauungsstörungen mit nachfolgenden Krankheiten kommen?

Stärkereiche Kohlenhydrate
erzeugen Alkoholiker

Der Mensch liebt betäubende Alkoholika aller Art, weil sie von der harten Wirklichkeit des Alltags ablenken sollen. Aber den meisten Alkohol erzeugen wir täglich **in uns** durch den Verzehr gekochter Stärkenahrung, wie Brot, Kekse, Müsli, Getreide aller Art, Kartoffeln, Pudding, Zucker, Honig, Kaffee, Tee (ja, auch Kaffee und Tee). Alkohol setzt sich zusammen aus Kohlenstoff, Wasserstoff und Sauerstoff, abgekürzt CHO. Nur die Anteile dieser Elemente sind verschieden, sie betragen bei: Alkohol C_2H_6O, Zucker $C_{12}H_{22}O_{11}$, Stärke $C_{12}H_{10}O_5$, Kaffee $CH_{10}O_2$, Tee $C_{13}H_9O$.

Der einzige Unterschied zum »Stoff« aus der Flasche besteht darin, daß dieser Alkohol mit anderen Elementen vermischt ist, in geringerer Menge konsumiert wird und daher langsam ins Blut übergeht. Antialkoholiker, besonders die Reformer, rümpfen ihre Nase gegenüber Trinkern. Da sie aber selbst große Verzehrer von Brot, Getreide, Kuchen, Zucker, Pudding, Kaffee, Tee usw. sind, riskieren sie die gleichen negativen Folgen wie Alkoholiker. Bei jeder Mahlzeit dringt dieser betäubende Stoff in den Körper und damit ins Gehirn ein und verursacht folgende Nebenwirkungen: *Unwohlsein, Denkblockade, Stupidität, Verwirrtheit, Unkonzentriertheit, Arbeitsunlust.* Die langfristigen Folgen sind ebenfalls die gleichen: *Herz- und Leberprobleme, geschwollene Beine, Lähmungen, akute Anämie, Diabetes usw.* Die Aufnahme von Alkohol aus der Nahrung läßt sich übrigens durch Tiere belegen: Wenn sie zuviel überreife, gärende Früchte gefressen haben, verhalten sie sich nicht anders als die Menschen.

Aber der Gärungsfehler, die Produktion von Alkohol wie in einer Brauerei oder Destille, hat nichts mit Deinem Magen

oder Deinen Därmen zu tun. Du selbst bist der Schnapserzeuger, weil Du Deinen Organismus mit großen Mengen gekochter und gebackener Getreidekörner sowie Mehl zugeschüttet hast, die als menschliche Nahrung unbekannt waren, bis sie aus Gräsern, die es heute gar nicht mehr gibt, kultiviert wurden. Menschen sind die einzigen Lebewesen, die diesen hitzebehandelten Brei essen. Getreideprodukte bilden heute zusammen mit Fleisch, Fisch, Eiern und Käse den Hauptanteil moderner, gutbürgerlicher Kost. Der in Brauereien und Brennereien aus gärender Stärke erzeugte Alkohol ist der gleiche wie jener, der aus Stärkesubstanzen in Deinem Körper gebildet wird. Große Stärkeverzehrer befinden sich ständig in einem betäubenden Schnapsnebel und haben ein heftiges Verlangen nach Stärke und Süßigkeiten. Neun Zehntel unserer Bevölkerung kann man zu dieser Kategorie rechnen. Sie fühlen sich wie die Trinker unwohl, sind nervös, verstopft, leiden unter Kopfschmerzen und fühlen sich stets müde. Des weiteren sind sie anfällig für »Itis«-Beschwerden, wie Bronchitis, Gastritis, Appendizitis, Entzündungen im Nasen- und Rachenraum, Erkältungen und Lungenentzündung. Der einzige Unterschied besteht darin, daß der Säufer sich den vergorenen Alkohol aus der Flasche einverleibt, während der Stärkeesser diesen im Körper erzeugt! Die Produktion dieser Stärkesäure erfolgt leider in einem immerwährenden Kreislauf: Tag und Nacht, Jahr um Jahr – wie bei einer Brauerei. Du kannst diesen ungesunden Prozeß nur unterbrechen, wenn Du Deine schädlichen Dauergewohnheiten abstellst und für Deine Kost endlich folgenden Grundsatz beherzigst: **ungekocht, ungemischt und ungewürzt!**

Die Rohkostspezialistin *Stella McDermott* schrieb bereits 1919 in ihrem Buch »*Metaphysics of Raw Food*«, daß sie als Studentin schwere Gesundheitsprobleme hatte, obgleich sie glaubte, sie würde sich nach damals landläufiger Meinung gesund ernähren. Die Bemühungen um eine Verbesserung ihres Zustands blieben so lange erfolglos, bis sie eines Tages ein Buch des in Denver praktizierenden Arztes *Dr. John D. Tilden* in die Hand bekam. *»In gerade fünf Minuten erkannte ich die Ursachen meiner Krankheitssymptome«:* **zuviel Aufnahme von Alkohol aus den vorher erwähnten Produkten.** *Dr. Tilden* habe ich mehrfach in meinem Buch *»Willst Du gesund sein? Vergiß den Kochtopf!«* erwähnt, ich werde auch auf diesen bedeutenden Arzt noch zu sprechen kommen.

»Stärke macht die Leber so hart wie ein Brett!« sagte *Dr. Walker*, der in seinen Büchern besonders die Blähungen verursachende Stärke angreift. Und des weiteren stellte er hierzu fest: *»Wir haben kein Gramm freie Stärke im Körper, Stärke ist der Hauptverursacher von Blutdruckveränderungen, ob Hoch- oder Unterdruck!«* Und noch eine andere Erkenntnis von *Dr. Walker* sollten wir beachten: **80 Prozent unserer sich gutbürgerlich Ernährenden sind verwurmt!** Ja, auch die Würmer fühlen sich wie die Bakterien im toten Stärkebrei sehr wohl, er ist ihre Lieblingsnahrung. Gegenmittel: Nimm einige Mahlzeiten aus rohen Karotten zu Dir, und die Würmer sterben sofort ab.

Das ist unsere ganze Tragödie, es muß sich niemand anstrengen, um über seine Gesundheit nachzudenken. Es braucht auch niemand mehr Schmerzen zu ertragen, da es ja Betäubungsmittel wie Sand am Meer gibt. Und wenn es zu Ende geht, greift man eben zu Morphium. Wie unser größtes Entgiftungsorgan, die Leber, damit fertig wird, ist belanglos. Außerdem bezahlt die Solidargemeinschaft Krankenkasse alles, was die Ärzte den Selbstmördern auf Raten verschreiben. Doch auf die gutbürgerliche Kost mit Schnaps braucht man dank diverser Mittelchen gegen Sodbrennen und Völlegefühl nicht zu verzichten. Mein bester Rat für Dich: Verlasse sofort den Klub der Fresser von Leichen- und Kleisterkost! Arteriosklerose (Verkalkung) kann den ganzen Körper und nicht nur die Herzkranz- oder Hirnarterien befallen.

Wiederholungen

sind in Deinem Interesse vonnöten. Warum müssen Soldaten ihre Handgriffe bis zum Umfallen üben? Weil jeder Griff nach einer gewissen Zeit mit schlafwandlerischer Sicherheit beherrscht werden soll. Eine bestimmte Margarinesorte wird gekauft, weil wir immer und immer wieder im Frühstücksfernsehen durch die Werbung die Qualitäten dieses »Lebensmittels« vor Augen gehalten bekommen.

Meine Gesundheitslehre habe ich Dir zu Anfang in wenigen Sätzen geschildert. Jetzt muß ich Dir diese paar Gedanken richtiggehend einbleuen. Ich weiß aus Erfahrung und vielen Leserbriefen, daß es mitunter mit der Aufnahmebereitschaft von Buchinhalten nicht zum besten bestellt ist. Mancher hat gar nichts verstanden oder wieder vergessen. So stand einmal unvermittelt ein Schweizer vor meiner Tür, der mich dringend sprechen wollte. Doch sämtliche Fragen, die er sich notiert hatte, waren ausführlich in meinem Buch »*Willst Du gesund sein? Vergiß den Kochtopf!*« beantwortet. Er hätte sich also die weite Reise sparen können.

Mit einem Rückfall in die alte Sucht muß man gerade bei labilen Menschen immer rechnen. Wie häufig sehe ich vermeintliche Rohköstler Brot mit Käse essen. **Dabei essen wir NG-Leute kein Kleisterbrot und absolut keinen Käse, ein in Verwesung übergegangenes giftiges Milchprodukt.** Wer unter irgendeiner Allergie leidet, sollte sowieso strikt die Finger von Milcherzeugnissen lassen. Das Gluten im Weizen nimmt in der Rangliste allergieerzeugender Krankheiten die zweite Stelle ein! Es folgen Eier und Schokoladeprodukte!

Ich weiß natürlich auch, daß dieses stetige Anprangern manchem auf die Nerven geht. Meine Frau ermahnt mich regelmäßig zu mehr Toleranz. Deshalb überlasse ich es Dir, dieses

Buch weder zu lesen noch die darin enthaltenen Empfehlungen in die Tat umzusetzen. **Das wäre aber zu Deinem großen Nachteil.**

Zwei große Probleme

werden uns in Zukunft zu schaffen machen: **erstens** das ungezügelte Wachstum der Weltbevölkerung, **zweitens** die riesige Menge Kohlendioxyd (CO_2), die Menschen, Tiere, Autos und Maschinen usw. in den Himmel blasen. Noch wäre eine Beschaffung ausreichender Nahrungsmittel möglich, wenn auch Fleischesser Vegetarier würden, denn um beispielsweise ein Kilogramm Fleisch zu erzeugen, sind sieben bis zehn Kilogramm Körner notwendig. Sofort könnten sieben- bis zehnmal so viele Menschen ernährt werden, wenn die Versorgung direkt aus der Pflanze erfolgen würde. Der Umweg über das Tier ist teuer, krankmachend und umweltschädigend. Aber »Wenn« und »Aber« taugen nichts. Es bleibt ein frommer Wunsch, denn es gibt nur 1,2 Prozent Vegetarier in Deutschland, darunter kaum Rohköstler und noch weniger Obstrohköstler. 95 Prozent der Vegetarier verzehren warme Mahlzeiten und leben im allgemeinen nicht gesünder als die Fleischesser. Forschungen ergaben: **Bei einer Ernährung von ausschließlich Obst und Gemüse, also ohne Fleisch und Körner, bräuchten sogar zwanzigmal so viele Menschen auf der Erde keinen Hunger zu erleiden.**

Walter Sommer sah schon 1950 ganz klar: »*Krankheit und Elend durch die Generationen der Menschheit: Das ist der Lebenserfolg der vom Feuerzauber geblendeten Menschen, die nicht aufhören wollen, ihre Nahrung durch das Feuer scheinbar mundgerecht zu machen. Sie stürzen sich aber dadurch nur selbst ins Unglück, und alle Krankheiten und Gebrechen, alle Verbrechen und alles Elend bringen sie damit über sich. Dazu kommen dann die jagenden wirtschaftlichen Krisen und politischen Wirren. Diese finden ganz einfach ihre Erklärung darin, daß die Erde nicht genug Nahrung hervorbringen kann, wenn der Mensch versucht, auf dem Umwege über das Tier sein Leben zu fristen. Bedenkt man nicht, daß bis zu 85, ja 90 Prozent der gesamten für Viehfutter erzeugten Nahrungsmittel beim Aufbau des Viehkörpers verlorengehen, ehe sie für den Menschen nutzbar gemacht werden können und dann doch nur Krankheit und Elend erzeugen? Dazu besteht das Fleisch zu 85–90 Prozent aus Wasser, und nur der Rest ist Masse. Auch da wieder Verlust menschlicher Arbeitskraft und Bemühung. Wird es klar, warum alle Völker und Nationen von alters her dem Untergang geweiht sind?«*

Wir wollen aber nicht untergehen. Richten wir uns nach dem Grundsatz des großen chinesischen Philosophen *Laotse:* »In des Übels Übertreibung liegt des Übels Heilung!« Ich bin davon überzeugt, daß die Menschheit in der Stunde höchster Not letzten Endes die Intelligenz aufbringen und das Heilmittel zur Rettung unserer schönen Erde finden wird. Und das bedeutet schlicht und einfach: zurück zur Sonnenkost! Das obige Zitat von *Laotse* kannst Du übrigens auf alle Probleme unseres Lebens anwenden!

Kohlendioxyd

In meiner Jugend waren Schusters Rappen, Fahrräder und Pferdegespanne die üblichen Geräte zur Fortbewegung. Ich kannte noch Fahrradfelgen mit Sprungfedern statt Reifen. Das heutzutage liebste Kind der Deutschen, das Auto, beschert wirklich fast grenzenlose Freiheit. Aber sein Besitzer wird ständig geprügelt und als Steuermilchkuh geschröpft. Dabei ist das

Auto das wichtigste Transportmittel auf dem Weg zur Arbeit und im Urlaub sowie Garant unseres erreichten Lebensstandards. Der Umstieg auf öffentliche Nahverkehrsmittel ist für Landbewohner nicht akzeptabel, weil erstens die entsprechenden Verbindungen gar nicht existieren und zweitens sehr viel kostbare Zeit verlorengeht. Zeit ist Geld. Viel größere Mengen an CO_2 gibt der Hausbrand ab.

Am schlimmsten ist aber die Nahrungsversorgung über das Tier. Die Wälder wurden für die ungehemmte Viehzucht abgeholzt. Das Vieh und seine Zucht- und Verwertungsmethoden produzieren den größten Anteil CO_2. Hauptverantwortlich für das Sterben unserer Bäume und die Verunreinigung des Trinkwassers ist auch die viele Gülle mit ihrem hohen Schwefelgehalt. Dieses »Düngemittel« verdunstet zwar nach seinem Ausbringen auf den Feldern, seine löslichen Gifte erreichen aber jeden Winkel unseres Landes.

Die »Grünen« haben manches Gute bewirkt. Wenn ich dieselben Leute aber rauchen und große Mengen Fleisch vertilgen sehe, dann bleibt mir nur die Feststellung, daß Praxis und Theorie mitunter nicht übereinstimmen. Fangt zunächst bei Euch selbst an! Ich möchte unseren technischen Fortschritt keinesfalls missen. Er ist mit gesunder Lebensart gut zu verbinden. Diese Leute sollten bei sich den Anfang machen: ihr Auto stehenlassen, Telefone abmelden, keinen Atomstrom nutzen und auf Ferienreisen mit luftverpestenden Charterflugzeugen verzichten! Das Abschalten der Atomstromerzeuger in Deutschland nützt gar nichts, wenn alle Staaten um uns herum lustig weiter Atomkraftwerke bauen. **Phantast, mach es vor! Stellen wir zuerst ab, was wir sofort ändern können: totgekochte teure Kost. Bei vegetarischer Kost könnten sieben-, bei Rohkost zwanzigmal so viele Menschen ernährt werden!**

Meldung aus Genf vom August 1994: »Geht das Bevölkerungswachstum im gleichen Tempo wie bisher weiter, gibt es im Jahr

2025 rund **9,1** Milliarden Menschen auf dieser Welt, ergab eine UN-Studie. Heute sind es 5,7 Milliarden.« In lediglich **30** Jahren wird sich die Weltbevölkerung nahezu verdoppeln. Wenn wir so gedankenlos weiterwursteln wie bisher, erschöpft sich das Potential der Erde auch ohne Atomkriege. Angesichts dieser Tatsache wird es höchste Zeit, daß auch der Vatikan von seiner starren Haltung bezüglich der Empfängnisverhütung abrückt. Wir können ihm aber die Gründe für die Bevölkerungsexplosion nicht allein anlasten, denn am meisten sind von ihr die armen, **nichtkatholischen** Länder Afrikas und Asiens betroffen. »Seid fruchtbar und mehret Euch« – diese Aufforderung der Bibel erweist sich auf dem Weg in das 21. Jahrhundert als äußerst verhängnisvoll. Die schönste Sache der Welt kann man ja nicht verbieten, und China mit seiner Propagierung der Einkindfamilie oder rigorose Zwangssterilisationen tragen aus verschiedenen Gründen nicht zur Lösung des Problems bei. Wenn wir nicht bald handeln, platzt unser wunderbarer Planet aus allen Nähten. Die jetzige Bevölkerungszahl ist schon viel zu hoch. Sie zu reduzieren, sollte das Bestreben jedes verantwortlich denkenden Menschen sein.

Im September 1994 fand in Kairo eine große Weltkonferenz über die Einschränkung des ungehinderten Bevölkerungswachstums statt. *Schon bald zeichnete sich ab, daß der Vatikan und die islamischen Staaten gegen eine wirksame Beschränkung stimmen würden. Wie kann man nur so kurzsichtig sein! Wozu Religionen und Sekten doch fähig sind! Fast alle schrecklichen Kriege werden aus Glaubensgründen geführt. Das ehemalige Jugoslawien ist das beste Beispiel, daß wir auch am Ende des 20. Jahrhunderts nichts hinzugelernt haben.*

Wenn irgendwo Organe schmerzen, so sind das Alarmzeichen. Gesunde Organe schmerzen nie. Mit *»Liebe Deine Krankheit, sie hält Dich gesund«* hat ein Arzt sein Buch betitelt. Ein Buch von *Dr. von Elbwehr* heißt *»Herzinfarkt – Signal zur Gesund-*

heit?« **Höre die Signale – wer sie überhört, ist nicht mehr zu retten.**

Wenn Du wirklich noch alles vertragen kannst und Dich nach Deinem Dafürhalten gesund fühlst, so solltest Du Deinen Vorfahren danken, denen Du die Vererbung zäher Chromosomen verdankst. Dann ist Deine Gesundheit nicht Dein Verdienst, und Du solltest ganz viel Demut zeigen! Ich habe im Laufe der Jahrzehnte viele großspurige Klugschwätzer mit ihren billigen, dummen Sprüchen kennengelernt, die längst auf dem Friedhof liegen.

Du solltest Dich stets daran erinnern, nichts in den Mund zu nehmen, was keine echte, gesunde, *lebendige* Naturnahrung ist. Achte auch darauf, daß immer frische Luft, reines Wasser, Sonnenkraft, angenehme Umgebung und viel Bewegung Deine ständigen Begleiter sind. Leider beherzigen das unsere Pappenheimer nicht.

Natürlich spielt die ererbte Lebenskraft ebenfalls eine gewisse Rolle. Ziehen wir *Prof. Dr. med. Kötschau* als leuchtendes Vorbild heran. Er bewies, daß man ererbte Schwächen überwinden kann: Eltern, Geschwister und manche Verwandte verlor er, als diese etwa 50 Jahre alt waren. *Kötschau* pflegte aber eine gesunde Lebensweise und praktizierte noch bis zum neunzigsten Lebensjahr am Chiemsee. Dem Vernehmen nach hat der deutsche Bundespräsident *Herzog* Angst vor einem familiär bedingten Hirnschlag. Er sollte die Bücher *Kötschaus* lesen und rechtzeitig seine Lebensweise überdenken.

Die Selbstheilungskraft des Körpers erkennen wir auf mannigfaltige Weise. Quetschungen, Abschürfungen, Verletzungen, Operationsnarben, gebrochene Knochen, Erkältungen und viele andere Infekte heilen ohne unser Zutun oder Eingriffe von uns oder jemand anderem. Wir akzeptieren nur das, was wir sehen, und leugnen die in uns liegende Kraft, alle anderen Krankheiten auch überwinden zu können. Die innere Heilkraft ist immer tätig. Wenn der Körper etwas nicht mehr selbst zu heilen vermag, so ist es oft schon zu spät und unheilbar geworden! **Die Naturkraft ist stets zur Heilung bereit, aber sie versagt bei jenen Menschen, die aufgrund dauerhaften Fehlverhaltens ihre Zellen zerstört haben.** Einen gewaltigen Mißbrauch haben wir im Laufe des Lebens mit uns getrieben. Die daraus resultierende Minderleistung haben wir uns selbst zuzuschreiben, so daß die in uns verbliebene Restkraft zum Schluß kapitulieren muß. Es sei hier noch einmal wiederholt: Die Natur heilt alles, aber nicht mehr alle Menschen.

Unser Organismus arbeitet unentwegt, um uns voll funktionsfähig zu erhalten. Er ist stets bemüht, uns vor eigenem und vor fremdem Müll zu verschonen. Ein Körper mit angesammeltem, giftigem Abfall kann eben nicht auf höchstem Niveau funktionieren. Ständige Reibung erzeugt Hitze und Fieber. Läuft die *Klärgrube* über, so kommen die bekannten akuten Krankheiten zum Zuge, die den Prozeß der Säuberung beschleunigen sollen. Der Körper aktiviert seine Reserven, um zu reinigen und zu reparieren. Mit dieser inneren Kraft sollten wir im Falle von Beschwerden zusammenarbeiten. Für uns heißt das, am besten nichts zu essen, zu ruhen und nur reines Wasser zu trinken. Und damit sich unsere Därme schneller von Giften befreien können, solltest Du Dich allabendlich eines Einlaufs unterziehen. Vermeide Aktivitäten jeder Art. Bettruhe in einem luftigen, sonnigen Zimmer ohne Radio und Fernsehen wäre die beste Unterstützung. Alles andere, wie das Einnehmen von Pillen, ob auf chemischer oder auf pflanzlicher Basis, wäre ein Fehler und würde Dich zusätzlich schwächen. Und die Körperreinigung müßte auch noch diesen chemischen Ballast wegschaffen. Verschließen wir gegenüber diesen Signalen unsere Ohren, so gleiten wir in das schwerer heilbare chronische Stadium.

Es gibt fünf Krankheitsstadien: 1. Reizung, 2. Entzündung, 3. Bildung eines Geschwürs, 4. Verhärtung, 5. Krebs!

Eine solche Sprossenleiter von akuten in chronische Stadien bist Du selbst hinabgestiegen. Die vielen Reizungen und Entzündungen, wie Erkältungen oder Magenkatarrhe, hast Du nicht beachtet oder mit Pillen unterdrückt. Auch Schlaflosigkeit und Nervosität gehören zu diesen ersten Stufen. Wenn sich schon irgendwo ein Geschwür gebildet hat, ist dieses bereits der Abstieg über eine Verhärtung in die letzte Stufe: Krebs. Du kannst diese Leiter nur dann wieder erklimmen, wenn Du sofort zur absoluten Naturnahrung des Menschen, der Rohkost, zurückkehrst. Es spielt keine Rolle, welcher Art Deine Erkrankung ist. Solche Entwicklungsstadien lassen sich bei jeder Erkrankung zugrunde legen. Da Krankheit nur eine Vergiftung ist, sind diese Stadien verschiedene Stufen der Vergiftung. Wir müssen lernen, die **vitale Kraft** in uns zu respektieren. Beherzigen wir die folgenden Punkte:

Erstens: Nichts inner- oder außerhalb der Natur kann die innere Weisheit ersetzen.

Zweitens: Nichts inner- oder außerhalb der Natur vermag die körperlichen Funktionen der Reinigung und der Reparatur zu übernehmen. Ein kranker Körper zeigt an, daß er mißbraucht wurde. Dennoch bemüht er sich unentwegt um Heilung. Ist Dir endlich die Erkenntnis über die vitale Selbstheilungskraft in ihrer ganzen Tragweite bewußt geworden, so solltest Du ab sofort jeden Mißbrauch unterlassen. Wo etwas zerstört ist, da kann auch die Naturkraft nichts wieder hinzaubern. Ein Wegschneiden von Organen solltest Du als Verstümmelung und großen Irrtum betrachten.

Kann man Krebs heilen?

Die eventuelle Heilbarkeit von Krebs durch Rohkost habe ich als Thematik in meinen Ausführungen immer sehr vorsichtig umrissen. Ich sage ganz offen: **Krebs ist die Endstation eines langen Handelns wider die Gesetze der Natur.** Wenn wir uns als Längenmaß einen Meter vorstellen, dann hat sich dieser bei der Feststellung eines Krebsleidens bereits um 90 Zentimeter verkürzt. Vorher läßt sich Krebs nicht diagnostizieren. **Während 90 Zentimetern von einem Meter hast Du – bildlich gesehen – Deinen Krebs gezüchtet, er begann also vor langen Jahren zu wuchern. Krebs bricht nie plötzlich und unerwartet aus! Nur mit diesen letzten zehn Zentimetern beschäftigen wir uns, die unsere Schul- und Apparatemedizin mit schrecklichen Maßnahmen bekämpft: Operationen, Bestrahlungen, Chemotherapie.** Wenn jemand diese Tortur einige Jahre oder auch nur Monate überlebt, kann er von Glück reden. Der Krebsleidende ist mit seinen Kräften sowieso schon am Ende. Jetzt sollen Einsätze von purem Gift oder chirurgische Eingriffe ihn noch retten können? Und der Arzt ermuntert den Kranken auch noch: **Iß, was dir schmeckt.**

Nach meinen Erfahrungen haben nur ganz charakterstarke Menschen, wie *Franz Konz*, eine Chance zur Heilung, wenn sie fortan *nur* Rohkost mit Wildgemüse essen und sich viel bewegen. *Konz* schlich sich aus dem Krankenhaus, in dem das Skalpell schon bereitlag, und heilte seinen Magenkrebs ausschließlich mit dieser Naturkraft. Doch wer bringt das schon fertig? In der Regel muß sich der Krebskranke gegen den erbitterten Widerstand der Schulmediziner durchsetzen, wenn er alternative Methoden anwenden will. Ich verstehe, daß jeder auch nach dem dünnsten Strohhalm greift, wenn er sein Leben durch diese schreckliche Krankheit bedroht sieht. Doch das Nachdenken über Krebs sollte bei den Eltern beginnen, um ihre heranwachsenden Kinder zu einer richtigen Lebensweise anzuhalten. Jede Unterdrückung einer Krankheit mit Pillen erzeugt ebenso Krebs wie die Überernährung mit tierischem, hitzebehandeltem Eiweiß. Krebsmetastasen sind überlastet mit Eiweiß-Abbauprodukten. Das ist ein dramatischer Fingerzeig der Natur, das Tiereiweiß nicht mehr anzurühren.

Krebs ist ein ganz trauriges Menschenschicksal geworden. Trotz Forschungen in Milliardenhöhe ist eine Besserung nicht in Sicht. Im Gegenteil – die Anfälligkeit steigt weiter. Während vor 20 Jahren noch jeder sechste von Krebs befallen wurde, ist es heute bereits jeder dritte. Diese Rate wird weiter steigen, weil die Menschen nicht bereit sind, ihre Lebensweise zu ändern. Was wird denn heute beispielsweise anläßlich gesellschaftlicher Einladungen serviert? Zu 95 Prozent tote Tierkost, die bereits überfütterte Gäste sich genüßlich zuführen und mit Wein und Schnaps hinunterspülen. Was soll denn daraus anderes entstehen als eines Tages das Todesurteil Krebs? Menschen, die solche Fälle in ihren Reihen miterlebten, ändern sich nicht. Sie werden als Schicksalsschläge hingenommen. Solange der Mensch seine Lebensweise nicht ändert, wird der Anteil an Krebserkrankungen sich weiter erhöhen. **Wir gehen dem Jahr 2000 *krebsend* entgegen. Die Menschen sind der Fleischmast, dem »*Gott des Abfalls*«, erlegen!**

Die längst überfällige Ernährung mit Rohkost und viel Bewegung sollten daher besonders für diese Kranken eine zwingende Notwendigkeit sein. Lies den fast 1600 Seiten starken neuen »*GesundheitsKonz*« aus dem *Universitas-Verlag*.

Der Perser *Aterhov* sagte: **Krebs ist die Tochter des Kochtopfs.** Diese zerstörerische Erkrankung setzt schon mit der **ersten Unterdrückung einer Erkältung** im Kindesalter ein! Der bereits angesammelte Dreck will raus, wir sollten ihn nicht daran hindern. Doch was macht die besorgte Mutter? Sie bekämpft Fieber und Schnupfen mit Medikamenten. Das arme

Kind soll ja nicht leiden. Dadurch jedoch verbleibt der Abfall im Körper, und er wird immer mehr. Diese Halbgesundheit ist dann mit die Ursache für die derzeit häufigste Todesursache im Kindesalter: Krebs. Unsere heutigen hamburger-, pommes-, zucker-, und colasüchtigen Kinder haben oft schon Bluthochdruck und erhöhten Blutcholesterinspiegel.

Alles, was gegen das Lebendige gerichtet ist, erzeugt Geschwüre, Eiter und schließlich Krebs. Diese Selbstvergiftungspraxis möchte ich Dir in diesem Buch drastisch vor Augen führen, damit Du der Geißel Krebs nicht erliegst.

Die **Hauptfrage** muß lauten: Wie bleiben wir in dieser ungesunden Welt gesund? Die Rohkost befreit die Hausfrauen von der **Zwangsarbeit** in der Dunstküche. Sie müßten doch mit fliegenden Fahnen zur Naturernährung überlaufen. Sie würden sich mehr des Lebens erfreuen können, echte Freiheit erleben und dazu ihre Familie gesund erhalten. Leider verteidigen gerade sie verbissen den Kochtopf, der sie an den Herd bindet! Wie viele Ehen sind allein durch diese Küchenarbeit zerstört worden. Es ist ja nicht allein mit dem Einkauf und der Zubereitung des Essens getan, danach kommt das Abräumen des Geschirrs und seine Reinigung. Währenddessen müssen sich die anderen Familienmitglieder zumeist von den Strapazen der Mahlzeit erholen. Und ich möchte hier noch hinzufügen: Du hast Deinen Angehörigen *vergammelte, tote Leichenkost* serviert, keine Gesundkost. Außerdem sparst Du bei der Rohkost gewaltige Energiekosten.

Mir persönlich macht es nichts aus, wenn zu Hause nichts angerichtet wurde, auch kein Gemüse. Ich esse dann das Obst, das die Jahreszeit gerade hergibt und das ich zu dem Zeitpunkt am liebsten mag. Häufig sind es Bananen, die 365 Tage im Jahr zu haben sind. Bananen sind preiswert, enthalten alle Nährstoffe, auch die acht *notwendigen essentiellen* Aminosäuren; sie sind leicht verdaulich und sättigen. Mit ihrem hohen Anteil an Kalium und Magnesium puffern sie den oft sauren Magen und Darm ab.

700 000 Tierarten auf der Erde verhalten sich instinktiv nach diesem einfachen Grundsatz: Sie leben von lebendiger Nahrung. Leider gehen heute durch Menschenhand 160 Tier- und Pflanzenarten täglich verloren. Nur der sich besonders schlau dünkende Mensch zerstört die Lebendigkeit der Nahrung durch Hitze. Nur er trinkt noch Milch nach der Entwöhnungszeit von der Mutter, er will ewig Säuger bleiben. Nur er nimmt Medikamente. Kein Tier dieser Erde entwickelt diese Dummheiten. Der Mensch ißt gedankenlos und kaut kaum, die Folgen sind eine mangelhafte Verdauung, Magengeschwüre, Hämorrhoiden und Venenkrankheiten. Der Magen hat bekanntlich keine Zähne.

Wenn ich diese Unarten des Menschen erwähne, heißt es: Wir sind keine Tiere. Natürlich sind wir keine Tiere, aber wir bestehen ebenfalls aus Fleisch und Blut und haben dieselben Naturregeln einzuhalten. Doch zum Testen von Medikamenten für uns Menschen sind die Tiere gut genug. Dazu werden sie täglich millionenfach gequält und hingemordet. Dem Menschen fehlt es an Respekt gegenüber den anderen Kreaturen. Dem toten Tier verbleibt nur eine Möglichkeit, sich an uns zu rächen: mit Cholesterin. Im pflanzlichen Bereich gibt es kein Cholesterin. Die Ablagerungen dieses schädlichen, gelben, zähen Cholesterin-Kalk-Fett-Gemischs in und an Deinen Adern hast Du dem Verzehr **totgekochter** Tierleiber zu verdanken! Die Innuit essen zwar große Mengen cholesterinhaltiges Fett, **aber roh**. Sie haben zwar freie Arterien, aber die meisten Schlaganfälle und eine kurze Lebenserwartung. Ihnen fehlt als Gegenmaßnahme die pflanzliche Rohkost. Gerade dieses Beispiel lehrt uns, daß sich der menschliche Organismus nur auf Pflanzenbasis gründet und nicht auf die Ernährung durch Tierkörper. **Lehre hieraus: Rohes Tiercholesterin und das im Körper selbst gebildete wertvollere Cholesterin lagern sich *nicht*** ab. Und was bisher kaum einer weiß: Der Kleister, doppelt aus hitzebehandelten Körnern, fördert diese Müllablagerungen in den Adern und im ganzen Körper!

Harmlose Bakterien

Eine weitere vermeintliche »Krankheit« hat rapide um sich gegriffen: »Verursacher« sind die Bakterien in unserem Körper. Diese sollen durch noch unbekannte Viren plötzlich in bösartige Biester verwandelt worden sein, die binnen weniger Stunden ganze Fleischpartien vertilgen, was wiederum angeblich Amputationen von Gliedmaßen oder gar den Tod zur Folge hat. Aber es gibt im Grunde genommen keine ansteckenden Krankheiten, weil sich dann alle infizieren müßten. Es handelt sich lediglich um eine Reaktion des eigenen Körpers. Er leitet eine erneute Abräumphase von giftigen Schlacken ein, gleichgültig, ob diese schon seit der Kindheit versteckt im Körper waren oder eine Ansammlung jüngeren Datums sind. Die Klärgrube war wieder einmal voll. **Von nichts kommt nichts!** Wenn der Organismus sich von solch giftigen Ablagerungen nicht ab und zu befreien würde, wären wir schnell auf dem Friedhof.

Es werden heute bei stärkeren Erkältungen und grippalen Infekten zu leichtfertig Antibiotika verordnet, obgleich die Verursacher dieser Krankheiten Viren sind. Penizillin tötet aber nur Bakterien ab, nie Viren. Mit jeder unnötigen Anwendung schwächst Du Deine Immunabwehr, ja, Deine Lebenskraft, ein bißchen mehr. **Wir Menschen züchten dadurch Killerbazillen selbst!**

Bakterien und Viren sind im Gegenteil wertvolle Mithelfer, regelrechte Aasfresser. Sie treten völlig unabhängig von Ansteckung nur dort in Aktion, wo es etwas zu vertilgen gibt. Darum sollten wir einen kräftigen Katarrh als willkommene Hilfe begrüßen. Du fühlst Dich nach einer Erkältung sichtlich wohler – ein Zeichen, daß Deine innere Mülltonne wieder einmal der Leerung bedurfte. **Dein kranker Organismus hat also diese freundlichen kleinen Tierchen zur Großreinigung veranlaßt.** Sie sind alles andere als die Auslöser von Krankheiten. *Are Waerland* urteilte über sie folgendermaßen:

»Ein Gefühl der Dankbarkeit sollte sie (die Behandler) wenigstens dazu veranlassen, ein Denkmal – oder vielleicht einen Grabstein – zu errichten, denn soviel wir wissen, gibt es keinen Bazillus mit der Gedenktafel: ›**Der unbekannten Mikrobe von den dankbaren Ärzten!**‹«

Leider hat *Waerland* den Bazillen mit seiner Kost einen prächtigen Nährboden serviert: gekochte und gebackene Waerland-Brote und -Kruska! In einem solchen Stärkeschleim fühlen sie sich besonders wohl. **Dieser Kleister ist Bazillen-, Mikroben-, Bakterien- und Virenkost.**

Ein anderes Beispiel: Lege einen gekochten und einen rohen Apfel nebeneinander. In 24 Stunden ist der gekochte Apfel verfault, von Bakterien zersetzt; mit dem rohen geschieht einige Monate gar nichts.

Tierversuche lehren uns das Aussterben. »Cats« heißt das Buch von *Dr. Pottinger* und *D. G. Simonsen*, in dem sie eine Langzeitstudie beschreiben, bei der Katzen einerseits mit roher und andererseits mit gekochter Nahrung gefüttert wurden. Bei einigen Testtieren der zweiten Gruppe versagte ab zweiter Generation der Geschlechtstrieb, ab der dritten Generation war das Fortpflanzungsvermögen erheblich eingeschränkt. Es dauerte weitere vier Generationen, um die überlebenden Tiere mit Rohkost wieder gesunden zu lassen. Außerdem wurden sie von schweren, degenerativen Erkrankungen, aber auch von allen Krankheiten des *gekocht* essenden Menschen befallen: *unvoll-*

ständige Entwicklung des Schädels und anderer Knochen, krumme Beine, Rachitis, Verkrümmung der Wirbelsäule, Lähmung der Beine, Kropf, Leberschwäche, Nierenkrankheiten, ausgeweitete Därme. Ferner Degenerierung der motorischen Nerven in Gehirn und Rückenmark. Die mit rohem Fleisch gefütterten Katzen blieben vital und zeigten keinerlei Veränderungen.

Bei dieser Gelegenheit: Unter den Ernährungsforschern herrscht starke Konkurrenz, richtige Eifersucht. Jeder versucht, dem anderen etwas am Zeug zu flicken.

Die Thesen des Dr. Bruker

Ich hätte auf den folgenden Absatz über den bekannten *Körner-Bruker* gern verzichtet. Aber seine persönlichen diffamierenden Anklagen und Beleidigungen in seinem Buch »*Wer Diät ißt, wird krank*« kann ich nicht unbeantwortet lassen.

Ich weiß durchaus zu würdigen, daß *Dr. Bruker* in seinem unermüdlichen Kampf gegen die isolierten Zuckerarten eine große, verdienstvolle Leistung vollbracht hat. Zumal er einen finanzstarken Gegner hatte: die Zucker- und Süßwarenindustrie. Wer aber an seinen schädlichen Körnerdogmen rüttelt, bekommt seine gar nicht mehr so friedfertige ärztliche Faust zu spüren.

Mit seinen Angriffen gegen mich wegen des von mir bevorzugten Obst- und Gemüseverzehrs **ohne** Getreide stellt er sich selbst in Frage. Was *Bruker* bei Krankheiten empfiehlt, nämlich eine Ernährung von 100 Prozent Frischkost, ist ja gerade das, zu dem auch ich rate. Wenn eine hundertprozentige Frischkost Krankheiten heilt – wie kann sie als Dauernahrung schädlich sein? Auf der einen Seite sollen *Brukers* Vorschläge für die

Heilung von Krankheiten gut und richtig sein, während die gleichen Empfehlungen von mir schier *fehlerhaft, unlogisch, fanatisch, von wirtschaftlichen Interessen geprägt* sind? Ist man bereits derart »verkalkt«, daß man nicht mehr merkt, was man publiziert? Wie kann ein *ärztlicher Ratgeber* sich diese Blöße geben? Es geht *Bruker* doch nur darum, sein in Jahrzehnten errichtetes Gebäude aus Vollkorn- und Butterkost vor dem Einsturz zu bewahren! Nochmals: Bei *Bruker* hat Frischkost Heilcharakter, bei *Wandmaker* ist dieselbe Empfehlung falsch! Ich hätte das Gespann *Bruker/Gutjahr* für etwas intelligenter gehalten. Wo hat man den Verstand gelassen? Für die Gesundheit ist es nicht wichtig, daß das Getreide mehrere tausend Jahre lang eine wichtige Nahrungsgrundlage war. Das bestreitet doch niemand. Die Gene des Menschen wurden in Millionen von Jahren geprägt, sie haben sich nicht verändert. Keiner hat den Menschen gezwungen, aus seinem Ursprungsland, der Tropenzone, in Regionen gemäßigteren Klimas auszuwandern und sich massenhaft zu vermehren. Man sollte eher dem lange lagerfähigen Korn die Schuld an der explosionsartigen Überbevölkerung mit allen ihren Folgeproblemen geben.

Ein praktischer **Test** erweist sich gegenüber jeglichen Theorien immer als vorteilhaft. *»Wissenschaft ist der letzte Stand des Irrtums!«* sagte *Dr. Ludwig.* Laß Dich nicht täuschen durch klangvolle Namen, ob mit oder ohne Professoren- oder Doktortiteln. Der Studienbrief Nr. 41 der *»Lebenskunde«* enthält auch eine ausführliche Erläuterung über Körner. Wohlgemerkt, ich **war** einer dieser Anhänger der Körnernahrung, der sein Brot aus biologisch angebautem Getreide in eigener Mühle schrotete und backte. **Ich spreche also aus jahrzehntelanger Erfahrung am eigenen Körper. Vorhin erwähnte ich bereits den wunderbaren Nährboden, den das kleisternde Getreide für Viren, Bakterien, Mikroben usw. abgibt.** *Brukers* **Körnerkost bietet geradezu in idealer Weise die Voraussetzungen dazu!**

Wer meine vierseitige Antwort auf *Dr. Brukers* **haltlose**

Anschuldigungen lesen möchte, der schicke mir einen mit 2 Mark frankierten Briefumschlag (Helmut Wandmaker, Mühlenberg 15, 25782 Tellingstedt).

Die vielen Diät- und Kompromißbücher sollte man vergessen, sie führen nur über Kompromißkrankheiten zum Kompromißtod!

Leider ist unsere heutige Rohkost aufgrund der Beeinträchtigung durch Düngemittel, Insektizide und Pestizide nicht mehr vollwertig. Unsere Böden sind ausgelaugt und damit auch unser Organismus. Nach dem Studium vieler neuer Bücher, von Forschungsergebnissen und nach eigenen Versuchen wiederhole ich meine Empfehlung für eine **sinnvolle** Ergänzung mit Vitaminen und Mineralstoffen, die ich bereits in meinem ersten Buch von 1975 ausgesprochen habe. 11 000 Untersuchungen, brandaktuelle Erkenntnisse über »freie Radikale« und ihre Gegenspieler, die **Antioxydantien**, zwingen dazu. Wenn es wirklich solche einfachen, unschädlichen Substanzen gibt, warum sollten wir diese nicht testen und anwenden? Sie ergänzen doch nur das, was wir Menschen törichterweise in Jahrhunderten zerstört haben. Ich sehe an meinen Freunden, daß solche Mittel tatsächlich wirken und aufgetretene Probleme erleichtern. Generationenlange Ernährungsgewohnheiten aufzugeben – das scheint für die meisten ein nicht zu bewältigendes Problem zu sein. Aber zur Einnahme von Vitaminpillen sind sie sofort bereit. Was mich dabei erstaunt, ist, wie viele bereits solche Tabletten benutzen!

In manchen Orten gibt es schon Ärzte für Naturheilverfahren, die gleichzeitig *orthomolekulare Medizin* betreiben. Diese Ärzte für Ganzheitsmedizin behandeln ihre Patienten nach jener sanften Methode. Den Begriff *orthomolekular* hat der zweifache Nobelpreisträger *Linus Pauling* geprägt. Er bedeutet *richtige Moleküle.* **Folgerung: Wir benötigen mehr Vitamine und Mineralstoffe, als unsere Böden, Pflanzen und industrialisierte Nahrung uns liefern können!**

Ergänzung durch Vitamine und Mineralstoffe

Benötigen wir zusätzlich Vitamine und Mineralien? Anhänger der **Natürlichen Gesundheitslehre**, also Menschen, die sich ohne Anwendung von Kochhitze von gesunden Naturprodukten ernähren, sollten keine Ergänzungen mit Vitaminen und Mineralstoffen nötig haben – wenn sie sich jederzeit hundertprozentig von pflanzlichen Naturprodukten, wie Früchten, Gemüse und einigen Nüssen, ernähren können, die auf gänzlich gesunden Böden gewachsen sind, die noch nicht mit chemischen Düngemitteln, Insektiziden und Pestiziden malträtiert wurden. **Das Naturprodukt ist immer vollkommen und enthält alles, was Mensch und Tier benötigen.**

Leider gibt es kaum noch solche vollkommenen Erzeugnisse und auch recht wenige Menschen, die sich davon ernähren. Wer eine Vollernährung mit gesunden Produkten nicht vorbehaltlos bejahen kann – der Gekochtkost-Esser sowieso –, sollte diese Zusätze ernstlich in Erwägung ziehen. Orientiere Dich und ziehe dann die Konsequenzen. Nach meinen langjährigen Erfahrungen gehe ich davon aus, daß **99 Prozent aller Menschen** keine gesunden Vollprodukte in ausreichender Menge **frisch** und **roh** zu sich nehmen. Auch der **reine** Rohköstler ist nicht imstande, jederzeit Ökoprodukte zu beziehen. Und falls doch, so weiß er keineswegs, wie hoch der Grad ihrer Belastung wirklich ist. Von den erheblichen Schadstoffeinwirkungen aus der Luft und der verdunsteten Gülle bleiben auch die Erzeugnisse aus dem natürlichen Anbau auf keinen Fall verschont.

Die voll gesunde Rohkost sollten wir als unsere einzige und beste »Medizin« mit allen bekannten und noch unentdeckten Vitaminen und Mineralien in richtiger Art und Zusammensetzung betrachten. Aber wir Menschen haben fatalerweise fast alles verändert und dazu den Nahrungswert mittels Feuerhitze bis auf einen kläglichen Rest vermindert. Vielleicht gelingt es uns mit Zusätzen, die Pflanzen wieder halbwegs in jenen Zustand zu versetzen, wie er ursprünglich über Jahrmillionen ohne zerstörerische Chemieeinwirkung und Hitze normal auf der Erde war. Ohne diese einstige Normalität wären wir heute alle nicht hier. *Ich hoffe, daß in uns eines Tages die Erkenntnis wächst, daß sich Vitamine und Mineralien nur im natürlichen Verbund aufnehmen lassen und wir wieder so leben wie Wildtiere, die sich ausschließlich von natürlicher Rohkost ernähren.*

Im Verlaufe meiner Ausführungen erkannten wir, daß es keine speziellen Arzneien, weder Pillen noch Kräuter, gibt. So sollten wir diese Ergänzungen auch nicht als Heilmittel ansehen, sondern als nahezu vollkommene Nahrungsmittel, die wieder den ursprünglichen Zustand erreicht haben. Sie können nicht wie eine sofort in Aktion tretende unterdrückende Medizin wirken, sondern nur langfristig Deine Ernährungsgrundlage und damit Deine Vitalität und Gesundheit verbessern.

Auf keinen Fall dürfen wir diese Zusätze als Medizin betrachten und wie bisher weiter drauflosleben nach dem Motto: *Ich nehme jetzt Vitamine, dann kann ich »sündigen«!* Man muß also sowohl bei den Vitaminbefürwortern als auch bei ihren Gegnern die Spreu vom Weizen scheiden. Es gibt Ernährungsforscher, die jahrzehntelang die Verwendung von Zusätzen ablehnten, jetzt aber genau das Gegenteil predigen.

Ich möchte hier nicht nur für die Handvoll echter Rohköstler sprechen, sondern alle Mitmenschen aufklären, um sie so gegen die riesengroße Übermacht der Bevormundung zu wappnen.

Magnesium, ein Wundermetall

Ich kann in diesem kleinen Buch nicht im einzelnen auf die Wirkung von Vitaminen und Mineralstoffen eingehen. Es gibt darüber sehr gute Bücher.

Doch zu Beginn dieses Vitamin-Exkurses möchte ich als Beispiel eine kleine persönliche Geschichte des Chemieprofessors *James B. Pierce* schildern, über die er in seinem 1994 erschienenen Buch *»Heart Healthy Magnesium«* (*»Herzgesundes Magnesium«*) berichtet. Sie beginnt wie bei Tausenden mit anfallartigen starken Schmerzen im Schlund- und Brustbereich. Es wurde erhöhter Blutdruck festgestellt. Mit verordneten Entwässerungspillen gingen weitere zwei Jahre dahin. Dann erfolgten schwere Attacken, die ein Arzt als Angina pectoris diagnostizierte und mit Nitropillen in Schach gehalten wurden. Weitere Probleme kamen hinzu, wie schneller, unregelmäßiger Herzschlag – besonders nach einer Mahlzeit, zu der *Pierce* einige Tassen Kaffee trank. Nach Absetzen des Kaffees setzte eine vorübergehende Normalisierung ein. Völlegefühl erzeugte die gleichen Symptome. Dann ein niederschmetternder plötzlicher Anfall bei Arbeiten im Garten. Im Krankenhaus erfolgten endlose Prozeduren mit Katheterisierung der Herzkranzgefäße. Erstaunlich war, daß diese Gefäße nur minimale Ablagerungen aufwiesen. Zehn bis dreißig Prozent der Patienten weisen keine derartigen Veränderungen auf. Und dennoch waren die Symptome da. Diese Tatsache stimmt mit den Erkenntnissen des berühmten Herzchirurgen *Dr. de Bakey* überein, der bei der Hälfte seiner durchgeführten Herzoperationen keine Ablagerungen feststellte. Hier sei die Frage erlaubt: Warum mußte dann überhaupt operiert werden? Damit das Geld im Kasten klingt? Der Arzt von *Pierce* verordnete Cardizem, einen Kalziumblocker, um den Blutdruck zu vermindern. Seine Diagnose lautete: Angina pectoris aufgrund von **Krämpfen** der Herzkranzarterien.

So verstrichen weitere zwei Jahre, während derer er als Chemielehrer schwer zu kämpfen hatte, den Unterricht durchzuhalten. Nach 50 Minuten war er gezwungen, eine Pause von 20 bis 30 Minuten einzulegen. Als er den langsamen Verlust des Erinnerungsvermögens bemerkte, wurde er depressiv und mußte vorzeitig in Pension gehen. Sein Martyrium war aber noch nicht zu Ende. Trotz Medikation erhöhte sich die Heftigkeit der Anfälle. Hinzu kamen starke Schmerzen im unteren Rückenbereich und im linken Bein, die einen Stock als Gehhilfe erforderlich machten. Die fatalen Attacken wurden schwerer und häuften sich.

Im Jahr 1988 wurden in den USA die ersten Resultate von Studien über die erfolgreiche Wirkung von Aspirin bei Herzattacken veröffentlicht, während ein britisches Forschungsprojekt zu keinem positiven Ergebnis gelangte. Grund hierfür war, daß die Amerikaner Bufferin verwendeten, das zusätzlich Magnesium und Kalzium enthielt, während die Briten das normale Aspirin untersuchten. Jetzt wurde der Chemieprofessor hellhörig: **Neben Aspirin waren also Magnesium und Kalzium im Bufferin.** *Prof. Dr. Pierce* begann, Dolomit-Tabletten einzunehmen, die Kalzium-Magnesium-Karbonate enthielten. Innerhalb weniger Tage verschwanden bei ihm Bein- und Rückenschmerzen. Die Anginabeschwerden verbesserten sich derart, daß er beschloß, die Kalzium-Antagonisten wegzulassen. Angina war jetzt kein Problem mehr. **Was besonders auffiel: Stärke, Ausdauer- und Geisteskraft stellten sich wieder ein.**

Welche Lehre läßt sich nun aus dem Leidensweg des Chemieprofessors ziehen? Ein Mangel des Minerals Magnesium im Organismus war die Ursache der ganzen schrecklichen Beschwerden. Sofortige Magnesiumzufuhr im Verbund mit Kalzium, Kalium und anderen Mineralien vermochte in kurzer Zeit diese erstaunliche Heilung von Herz-, Rücken- und Beinbeschwerden zu bewirken – mit voller Rückkehr der Gedächtniskraft.

Prof. Pierce hat in dem erwähnten 180 Seiten starken Buch seine persönlichen praktischen Erfahrungen aus bitteren Krankheitsstadien und die neuesten Erkenntnisse über Magnesium und andere Mineralstoffe geschildert. Wir sollten dem Bericht entnehmen, daß wir jeden Tag hinzulernen müssen, um zur von uns im Stich gelassenen Schöpfung mit ihren unveränderlichen Gesetzen zurückzufinden.

Der Naturkenner *Goethe* drückte es folgendermaßen aus: *»Wir haben die Natur verlassen, nicht die Natur uns! Es ist nicht genug, zu wissen, man muß es auch anwenden; es ist nicht genug, zu wollen, man muß es auch tun!«*

Die Geschichte der Vitamine und Mineralien scheint erst jetzt wirklich zu beginnen. Wer über einen entsprechend ausgerüsteten Computer verfügt, kann sich auf die Datenautobahn begeben. Kürzlich erfuhr ich, daß unter *HealthNet Database* Publikationen gesammelt werden, die man alle drei bis vier Tage auf den neuesten Stand bringt. Im August 1995 waren dort 240 000 Textbeiträge und Buchverweise gespeichert, darunter allein 233 Artikel über Vitamin C. *Internet* ist wohl zur Zeit der größte *Online*-Anbieter. Doch diesem System erwächst inzwischen starke Konkurrenz in Gestalt anderer Datenvermittler. Aufgrund des jederzeit möglichen Zugangs zu Forschungsergebnissen in der ganzen Welt sind Voraussetzungen geschaffen worden, deren Tragweite sich heute noch gar nicht überschauen läßt. **Doch bei allem technischen Fortschritt, der unser Leben erleichtert: An der von der Natur vorgeschriebenen Rohkostlebensweise in Verbindung mit viel Bewegung wird sich nichts ändern. Iß also lebendige, unverarbeitete Lebensmittel und bewege Dich! Daher schalte so oft wie möglich Computer und Bildschirm ab, begib Dich raus an die frische Luft und bring Deinen Organismus auf Trab.**

Magnesium scheint für alle Vorgänge im Körper ein wichtiger Katalysator zu sein. Bedenke, daß es keinen Herzschlag, keine Nervenimpulse und keine Muskelbewegung ohne Magnesium gibt. Es steuert und aktiviert über 300 Enzyme, wie *Maria-Elisabeth Lange-Ernst* in ihrem Buch *»Bioelement Magnesium – Beruhigung aus der Natur«* (Herbig-Verlag) schreibt.

Magnesium hilft den Blutdruck zu kontrollieren; die Muskeln geschmeidig zu halten; Krämpfen vorzubeugen; die Bildung von Nierensteinen sowie unnormale Ablagerungen in den Adern zu verhindern; Muskelzellen zu schützen, wenn bei Verletzung zuviel Kalzium eintritt; Elektrolyte in Balance zu halten; das Risiko von Angina pectoris und besonders Infarkten von Herz und Hirn zu verringern.

Prof. Pierce, ein Chemiker, der sich doch wirklich auf seinem Gebiet auskannte, wußte dennoch nicht, daß der Grund für seine Beschwerden im Magnesiummangel zu suchen war. Schulmediziner behandelten ihn auf die herkömmliche Weise mit Blockern und Diuretika, die jedoch nur kurzfristig halfen. Erst durch ein fortschrittliches Forscherteam der Lehruniversität in Gainsville/Florida erfuhr er, daß seine Schmerzen von Krämpfen in den Herzkranzgefäßen und in der Kehle herrührten. Als therapeutische Maßnahme wurde eine ausschließliche **Magnesiumergänzung verordnet.** Dem Magnesium hat er es zu verdanken, daß er sich heute 20 Jahre jünger fühlt, sich wieder normal bewegen kann und keine Herzbeschwerden und Muskelsteife mehr verspürt. Es ist für ihn erschütternd zu sehen, daß Freunde, die unter ähnlichen Beschwerden leiden, nichts von seinen Erfahrungen übernehmen wollen. So ähnlich ergeht es mir, wie aus mancher Schilderung in diesem Buch ersichtlich wird. Suche also einen ernährungsorientierten Arzt oder Heilpraktiker auf, der nicht bloß mit groben Keulen Symptome unterdrückt, sondern auch über eine gesunde Lebensweise spricht sowie mit harmlosen, aber äußerst wirksamen Vitaminen und Mineralien Deinem Körper hilft.

Ist das, was der Chemiker *Pierce* an sich über die Wirkung von Magnesium erfahren hat, neu? Nein, denn bereits im Jahre 1915 erklärte der französische Krebsforscher *Prof. Pierre Delbet*, daß Magnesiumchlorid in einer Proportion von 12 zu 1000 die Wirkung der weißen Blutkörperchen in ungeheurem Ausmaß erhöhe und es *»das wunderwirkende Salz zur Verjüngung und Krebsbekämpfung«* sei (Quelle: *Julien Dungler* in: *»Die Pforte der Gesundheit«*). *Prof. Delbet* war Chefarzt, Universitätsprofessor, anerkannter Forscher, Träger aller großen Titel und wurde 96 Jahre alt. Auch der Deutsche *Dr. Friedrich Tasche* berichtet in seinem Buch *»Überlegungen zur Krebsbekämpfung«* über die Forschungen *Delbets*. In *»Willst Du gesund sein? Vergiß den Kochtopf!«* habe ich dem Magnesium, dem großen Gegenspieler des Kalziums, mehrere Seiten gewidmet. Hier an dieser Stelle wollte ich anhand einer Episode über Magnesium nur noch einmal verdeutlichen, daß wir am Ende dieses Jahrhunderts endlich begreifen, wie sehr unser Organismus auf die Zufuhr von Vitaminen und Mineralien jeglicher Art und in ausreichender Menge angewiesen ist. **Beides läßt sich auf die Dauer ausschließlich mit reiner Rohkost und sinnvoller Ergänzung ermöglichen.** Wir können von unserem Körper nur jene Leistung erwarten, die wir ihm auch zu geben bereit sind. Bisher traktieren wir ihn lediglich mit Totkost und Stimulanzien. Präge Dir diesen Slogan ein: *»Magnesium in die Zelle, den Kalk raus – Kalium in die Zelle, das Salz raus!«*

Das Meistervitamin C

Menschen, Menschenaffen und Meerschweinchen haben einen genetischen Defekt, der wahrscheinlich bis in die Eiszeit zurückreicht: Sie können das Vitamin C nicht mehr selbst produzieren. Dieser vermutliche Erbfehler hat Tausende von Generationen überdauert und läßt sich auch durch keine noch so gute Idealernährung beseitigen! Alle anderen Lebewesen können in der Leber aus Glukose jede erforderliche Menge Vitamin C bilden. So oder ähnlich erklären *Pauling* und viele andere Forscher den Vitamin-C-Mangel beim Menschen.

Eine traurige Tatsache: Wir Menschen sind nicht fähig, das Meistervitamin C, das alle Lebensvorgänge steuert, selbst zu bilden.

Wir sind den Tieren gegenüber also im Nachteil. Aufgrund der vor allem vom Nobelpreisträger *Linus Pauling* ermittelten Forschungsergebnisse über Vitamine sah ich mich veranlaßt, mich erneut mit ihnen zu beschäftigen.

Tiere in freier Natur sterben nicht an Herzinfarkt, aber bei uns Menschen sind Infarkte von Herz und Hirn vorrangige Todesursache. Es ist müßig, darüber zu diskutieren, warum wir Vitamin C nicht selbst bilden können und wann diese Fähigkeit verlorengegangen ist oder ob sie überhaupt nötig war, als wir uns noch in vollem Umfang von frischen, rundum unbelasteten Früchten ernährten, die reichlich Vitamin C enthielten. Beides läßt sich nicht mehr beweisen. Hier geht es allein um die für uns Menschen verhängnisvolle Tatsachen, daß wir Vitamin C nicht selbst produzieren können und daß 99 Prozent von uns sich nicht mehr ausreichend von frischem Obst und Gemüse ernähren. Und diese Nahrung wird zum überwiegenden Teil noch bis zur Asche durch Kochen, Braten und Backen vernichtet. **Immer wieder: Der Kochtopf ist unser Tod!**

»Die Anzahl der Todesopfer nach Anwendungen von bekannten Pharmaprodukten betrug während eines siebenjährigen Untersuchungszeitraums von 1983 bis 1989 2069 Fälle. **Kein** *Opfer war im gleichen Zeitraum bei Vitaminergänzungen zu beklagen!«* (Veröffentlicht in »*The Townsend Newsletter for Doctors*« von der amerikanischen Vereinigung der Giftkontrollzentren.)

Wenn also nur die Einnahme giftiger chemischer Medikamente mit einem Todesrisiko verbunden ist – warum sollen wir harmlose Vitaminzusätze nicht zumindest für uns testen? Die Natürliche Gesundheitslehre sagt, daß die Rohkost sämtliche notwendigen Vitamine und Mineralien in organischer Form enthält. Doch bedauerlicherweise hat diese Feststellung nur dann Gültigkeit, wenn diese Rohkost, wie bereits erklärt, ohne Kunstdünger und chemische Hilfsmittel öko- und biologisch auf einem noch voll gesunden Boden angebaut und kultiviert wurde. Doch wo ist das noch möglich, und wer kann solche Erzeugnisse bezahlen?

Die Natürliche Gesundheitslehre hat ihre Wurzeln bereits ab 1822 gelegt. Damals waren vergiftete Nahrungsmittel unbekannt. Neue Gesichtspunkte zwingen zum Umdenken! Ich habe daher lange Jahre gezögert, ob ich meine Erfahrungen mit Nährstoffergänzungen veröffentlichen sollte. Doch die Fakten sprechen eindeutig dafür! Vielen Freunden, die mit einer Umstellung ihrer Lebensweise allein nicht zurechtkommen, kann schneller geholfen werden. Jemand, der sich zu 100 Prozent von Rohkost ernährt, selbst derjenige, der sich die von meinem Freund *Franz Konz* propagierte, wildwachsende Grünkost ausgiebig einverleibt, kann nur maximal 100 Milligramm reines Vitamin C pro Tag in seinen Organen assimilieren. **Nicht die Menge an Vitaminen, die Obst und Gemüse enthält, ist wichtig, sondern jene Menge, die wir aufnehmen können!** Konsumenten gekochter Nahrung müssen indessen mit gerade mal einem Viertel oder noch weniger dieser Menge vorliebnehmen. Aufgewärmte Speisen enthalten nichts mehr. Im sogenannten

Junk food sind nur noch Spuren dieses extrem **wichtigen Vitamins vorhanden, das für alle Lebensvorgänge unentbehrlich ist.**

Bereits 1963 entdeckte der norwegische Forscher *Kare Berg* das Lipoprotein (a), das sich später nach den Forschungen von *Dr. Rath und Kollegen* als schädlich erwies. Ausreichend Vitamin C verhindert, daß sich dieses schädliche Protein an den Arterienwänden absetzen kann. Sie folgern, daß dieses Ersatzprotein eine Verwicklung in die arteriosklerotische Verkalkung einleitet und eine Art Skorbut erzeugt. Als Konsequenz daraus veröffentlichte *Dr. Rath* 1991 im *Journal of Orthomolecular Medicine* darüber einen detaillierten Bericht. In diesem rieten sie zu einer Kombination von Vitamin C und L-Lysin, um die Herzfunktion zu verbessern und dadurch Anginaschmerzen zu beseitigen. Wir sehen später, daß sich *Dr. Rath* nicht allein mit L-Lysin begnügte, sondern sich auch der Aminosäure L-Prolin bediente. **Täglich je 500 Milligramm L-Lysin, L-Prolin, 1000 Milligramm Vitamin C und andere Antioxydantien würden bereits vorhandene Ablagerungen in den Arterien wieder abbauen. Eine revolutionäre Hypothese – wenn sie stimmen sollte. Das kannst Du aber überprüfen!**

Jede Streßsituation raubt dem Körper Vitamin C, jede gerauchte Zigarette verbraucht 20 Milligramm Vitamin C. Die unfreiwilligen Passivraucher sind noch schlechter dran. Der Raucher verliert 40 Prozent seines Vitamins C durch Qualm. Mit jedem Zug aus der Zigarette inhaliert man 100 Millionen »freie Radikale«. Da der Raucher im allgemeinen auch noch eine völlig falsche Lebensweise praktiziert, leidet er unter permanentem Vitamin-C-Mangel. Raucher wie auch Menschen mit Vitamin-C-Mangel marschieren geradewegs in Richtung Skorbut. Daher auch ihre Anfälligkeit für Herzinfarkt und Schlaganfall. Ihre Arterien sind ständig porös, das Blut kann in die Umgebung sickern. Vitamin C stärkt die Arterien, wie wir später sehen werden.

Ich sprach bisher nur von Vitamin C, das wir nicht mehr selbst bilden können. Aber alle anderen Vitamine und Mineralstoffe, bekannte und noch unbekannte, sind ebenfalls **lebensnotwendig**. Jedoch ist das Vitamin C der wichtigste Stoff, **das Meistervitamin,** das unserem Körper in großer Menge zugeführt werden muß. In Hagebutten, Zitrusfrüchten und dunklem grünen Blattgemüse ist es am meisten vorhanden. Es ist sehr lichtempfindlich, und im Kochtopf wird es größtenteils vernichtet. Die Körneresser sind besonders arm dran. Ihre Nahrung enthält als Endprodukt kaum noch Vitamin C.

Wir benötigen immer das ganze Produkt. Es kommt nicht allein darauf an, was wir essen, sondern auch auf die Bioverträglichkeit der Nahrung: wie unser Organismus deren Moleküle aufnehmen und verwerten kann. **Aber ohne Ergänzungen kann sich dies heute, kurz vor der Jahrhundertwende, leider als Trugschluß erweisen!** Auch ich muß mich, was zusätzliche Vitamine und Mineralstoffe betrifft, revidieren und wieder zur in meinem Buch von 1975 getroffenen Aussage zurückkehren. Ich habe 1992 auf dem Kongreß der »*Lebenskunde*« in Bad Godesberg über die beiden Forscher *Pauling* und *Burgerstein* referiert und dabei angekündigt, daß die NH im Punkt Nahrungsergänzung wahrscheinlich umlernen muß. Nach einigen langjährigen Versuchen bin ich mehr denn je davon überzeugt: Wir kennen heute keine vollwertige Urkost mehr! Forscher haben ermittelt, daß selbst Pinguine mit Blei und Kadmium verseucht sind. Dazu kommt die besagte Unfähigkeit von uns Menschen, Vitamin C zu produzieren! Obgleich gerade die Wichtigkeit von Vitamin C seit Jahrzehnten bekannt ist, setzt sich diese Erkenntnis allgemein immer noch zögernd durch. Deutschland hinkt stets hinterher. In erster Linie verhindern Schulmediziner eine sachgerechte Anwendung. 1100 weltweite Untersuchungen mit positiven Resultaten sind für diese Ewiggestrigen immer noch kein Beweis. Sie verlangen die bekannten »Doppelblindversuche« und die Absegnung von Gesundheitsämtern. Auf der anderen Seite verschreiben sie täglich ohne Gewissensbisse Pillen, deren mitunter fatale Nebenwirkungen bekannt sind – siehe die Hinweise auf den Beipackzetteln. Behauptungen über Nebenwirkungen von Vitaminen sind nicht bewiesene Vermutungen. Ich rate allen unschlüssigen Ärzten: Unternehmt doch selbst einmal einen Versuch mit einer Ergänzung aus Vitaminen und Mineralstoffen! Nur so könnt Ihr endlich Euren Patienten helfen.

Eines müssen wir bei diesen Ergänzungen aber immer beachten: Vorübergehend können ähnliche Entgiftungserscheinungen wie bei der Umstellung der Lebensweise auf Rohkost auftreten. Doch davon solltest Du Dich nicht entmutigen lassen – der Spuk ist nach kurzer Zeit vorbei. Wer dennoch nicht zurechtkommt, sollte einfach wieder aufhören!

Die bis ins Jahr 1966 zurückreichenden Forschungen von *Linus Pauling* werden jetzt endlich von hunderten Forschern und Ärzten bestätigt. Ich habe in der zweiten Ausgabe meines Buches *»dick + krank oder schlank + gesund?«* von 1992 einen Anhang unterbringen können, worin einige *»Ärzte der Neuen Generation«* oder gar *»Neuen Züchtung«*, wie sie sich nennen, große Heilerfolge bei ihren Patienten beschreiben, indem sie eine gesunde Ernährung mit hochdosierten Vitaminen und/oder Mineralstoffen verbinden. **Diese Ärzte empfehlen allesamt vorzugsweise unbehandelte Rohkost.** Manchmal wird als Eiweißlieferant etwas Fisch gestattet. Die jungen Forscher betreuen Patienten, die oft bereits kurz vor der Bypassoperation standen. Nach wenigen Wochen legten sie schon große Strecken im Schnellgehen oder im Dauerlauf zurück. Die Anginaschmerzen hörten auf. Ihre Adern wurden langsam, aber sicher wieder von Ablagerungen befreit.

Ein bekannter Verfechter der alternativen Heilmethode ist *Dr. Whitaker*, seine Monatsbriefe *»Health & Healing«* beziehe ich seit Jahren. Ferner sind zu nennen: *Dr. McDougal, Dr. Dean Ornish, Dr. Rios, Dr. Barnard.* Dabei legen diese Ärzte hinsichtlich ihrer Ernährungsvorschläge nicht so strenge Maßstäbe an wie unsere NH. **Die deutsche offizielle Wissenschaft bestreitet auch jetzt noch, daß sich bereits vorhandene Ablagerungen wieder beseitigen lassen. Ein großer Irrtum.** Die schwer leidenden Patienten werden immer noch dem Messer ausgeliefert. Einem Bekannten steht seit einiger Zeit eine Herztransplantation bevor. Er ist leider nicht zu bekehren und der Schul- und Apparatemedizin hörig. Bevor ich mich auf einen derart risikoreichen Eingriff einließe, wären meine ersten Maßnahmen hundertprozentige Ernährungsumstellung auf Rohkost und eine Ergänzung mit Vitaminen und Mineralien. Ich würde jene Ärzte konsultieren, die solchermaßen schon jahrelang erfolgreich praktizieren und ihre Patienten ohne Operationen wieder dem aktiven Leben zuführen. Aber des Menschen Wille ist sein Himmelreich. Die zuvor erwähnten *»Ärzte der Neuen Generation«* haben Versuche mit und ohne Ergänzungen durchgeführt. Dabei stellte sich heraus, **daß ihre Patienten bei Zufuhr von Vitaminen und Mineralstoffen schneller von ihren Ablagerungen befreit wurden.**

Der erste Arzt, der in seiner Therapie Vitamine anwendete, war der Kanadier *Dr. Abram Hoffer*, der in den fünfziger Jahren an Schizophrenie erkrankte Patienten mit großen Mengen Vitamin B3 (Niacin) heilte. Dieser Arzt hat in Wirklichkeit diese *»Neue Ergänzungsmedizin«* begründet. Auf ihn hat auch *Linus Pauling* immer wieder hingewiesen. Laut *»Orthomolecular Nutrion«* veröffentlichte *Dr. Hoffer* 1994 zusammen mit *Dr. Morton Walker* das Buch *»Smart Nutrients – A Guide to Nutrients That Can Prevent and Reverse Senility«* (etwa: *»Schlaue Nährstoffe – Eine Anleitung für Nährstoffe, die Vergreisung vorbeugen und heilen!«*) heraus. Vor etwa 13 Jahren habe ich die ersten Bücher der drei US-Ärzte *Cheraskin, Rings-*

dorf und *Sisley* mitgebracht. Ihr großes Buch »*Vitamin C – so nötig wie Sauerstoff*« ist leider vergriffen. Es entstand als Ergebnis von **11 000** wissenschaftlichen Untersuchungen und straft jene Kritiker Lügen, die immer noch behaupten, daß zuviel Vitamin C schädlich sei. Inzwischen befassen sich einige deutschsprachige Autoren mit dieser Thematik, aber niemand hat so umfassend die vielen wissenschaftlichen Forschungen aus der ganzen Welt zusammengetragen wie die drei Amerikaner.

Dem ungarischen Biochemiker *Albert Szent-Györgyi* sind wir zu Dank verpflichtet, weil es ihm 1928 gelang, Vitamin C aus Zitronensäure zu isolieren. Für seine Arbeit wurde er 1937 mit dem Nobelpreis geehrt. Warum ist sein Wirken nach so langer Zeit nicht bekannter? Halbinformierte Wissenschaftler sahen sich veranlaßt, vor möglichen Nierensteinen und anderen Nebenwirkungen zu warnen. Erst *Pauling* und seine Nachfolger vermochten durch Selbstversuche die zahlreichen Gegenargumente zu entkräften. *Pauling* hat zu Testzwecken über längere Zeit bis zu 50 Gramm (= 50 000 Milligramm) täglich eingenommen und konnte so auch die letzten Skeptiker von der Harmlosigkeit des Vitamins C überzeugen. Inzwischen liegen so viele Forschungsergebnisse vor, daß man jetzt sicher sagen kann: Vitamin C ist auch in größeren Mengen niemals toxisch.

Ergänzende Verabreichungen von anderen Vitaminen und Mineralstoffen begründeten schließlich den Erfolg einer jungen, unvoreingenommenen Ärztegeneration. Gibt es bessere Beweise als solche in der alltäglichen Arbeit mit Patienten? Welche Erleichterung empfinden diese bedauernswerten Schwerkranken, wenn sie merken, daß ihre erschöpften Körper wieder Kraft bekommen und sie allmählich auf die bekannten immer schädlichen Medikamente mit all ihren Nebenwirkungen verzichten können! Wie konnte man nur so lange kritische, unbegründete Vorbehalte gegen das lebensnotwendige Vitamin C aufrechterhalten und auf der anderen Seite großzügig

Medikamente verschreiben, deren nachteilige Auswirkungen sicher nicht unbekannt waren? Wie ist eine solche Diskrepanz möglich? Der Grund ist: Im Gegensatz zu den sündteuren Medikamenten läßt sich mit Vitamin C kein Geld verdienen!

Ein Bekannter berichtete mir, daß ein stromführendes Kabel auf seinen Kopf gefallen war. Die Folgen waren eine Woche Koma und eine linksseitige Lähmung, die nach Aussagen der Ärzte bleiben würde. Er ließ sich auf Empfehlung von *Pauling* 45 Gramm Vitamin C intravenös spritzen. Die Lähmung verschwand binnen weniger Tage. Dieser Mann saß mir im September 1995 völlig gesund gegenüber und erzählte mir dabei von der schweren Hirnhautentzündung seines Sohnes, die ebenfalls mit einer massiven Vitamin-C-Injektion behoben werden konnte. **Ich glaube, mit der Vitamin-C-Forschung stehen wir erst am Anfang!** *Pauling* verabreichte sich in den letzten Jahren 18 bis 20 Gramm **synthetisches** Vitamin C, mein Bekannter begnügt sich mit zehn Gramm. Er würde es sofort spüren, wenn er die Dosis reduziert. Übrigens hat *Pauling* die Säurewirkung des reinen Vitamin-C-Pulvers immer mit Natron neutralisiert.

Seit vier Jahren nehme auch ich wieder vorsichtig diese Vitamin- und Mineralstoffergänzungen – und ich merke, daß sie mir guttun! Soll ich diese Tatsache nun anderen gegenüber verschweigen, weil ich mich vielleicht unglaubwürdig mache, wie mein Freund *Franz Konz* meinte? Nein, ich fühle mich verpflichtet, auf diese neue und doch schon längst bekannte Wahrheit zum Wohle aller Suchenden eindringlich hinzuweisen! Es ist ein Beweis, daß ich auch mit 80 Jahren noch flexibel gegenüber neuen Anforderungen bin. Ich fühle mich fit und möchte das auch noch lange Zeit bleiben. Probiert es doch selbst aus, indem Ihr es mir gleichtut! Ihr könnt damit Eure gesundheitliche Situation nur verbessern, niemals verschlechtern! Ich bin von niemandem abhängig und schildere lediglich, was ich an mir selbst erfahren habe. Manche Redner, Buchautoren und Betreiber von Kurheimen auf den »*Lebenskunde*«-Kongressen gaben da schon eine traurige Figur ab, wenn ich sah, was sie da alles vertilgten und mit Kaffee und Wein hinunterschluckten. Das Essen, das diese »Vorbilder« serviert bekamen, war Totkost, keine Rohkost! Wie kann man da mit ruhigem Gewissen am anderen Tag den Zuhörern gegenüber seine Meinung vertreten? Aber auch diese fielen über die reichgedeckte Tafel her, stopften alles wahllos in sich hinein – von der warmen Suppe über Vollkornbrot bis hin zu Obst und Gemüse. Manche packten sogar ihre mitgebrachten Einkaufstaschen noch voll. Die vermeintlichen Rohköstler benahmen sich hier wie Raubtiere. Wie mag es in ihren Mägen aussehen?

Was sind Antioxydantien?

Die »*freien Radikalen*« wurden zwar schon 1940 entdeckt, doch die ihnen gebührende Beachtung fanden sie erst ab 1980. Und die **Antioxydantien** sind ihr Widerpart, ihre Gegenspieler. Die Funktion und Wirkung von Antioxydantien läßt sich an einem einfachen Beispiel erklären: Eisen rostet, wenn es Sauerstoff ausgesetzt wird. Ein biologischer Vorgang im Organismus läuft ähnlich ab. Wir sehen das an Apfelscheiben, die rasch eine braune Färbung annehmen, wenn sie der Luft ausgesetzt werden. Mit einigen auf die Scheibe geträufelten Tropfen Zitronensaft läßt sich das vermindern. Hier lernst Du am praktischen Beispiel die Abwehrkraft des stark Vitamin-C-haltigen Zitrussaftes. Für jede natürliche Verdauung von Nahrungsmitteln benötigen wir Sauerstoff. Dabei entstehen diese freien Radikalen, ebenfalls auf ganz natürliche Weise. Von seiner ursprünglichen Beschaffenheit her kann unser Körper die freien Radikalen selbst abwehren. Weil wir jedoch nahezu alles Eßbare durch Hitzebehandlung zerstören, ist unser Immunsystem auf die Dauer nicht mehr dazu in der Lage, so daß unsere Zellen allmählich ihrer Schutzschicht beraubt werden. Eines Tages sind sie wehrlos diesen Angreifern ausgeliefert. Zahlreiche Autoimmunkrankheiten, wie MS, Lupus, Gelenkrheuma, Mukoviszidose, sind unter Umständen die Folge. Doch die Vitamine C, E und das Beta-Karotin, das im Körper zu Vitamin A umgewandelt wird, können die freien Radikalen in Schach halten, indem sie den natürlichen Zellschutzmantel wiederherstellen.

Inzwischen ist die Funktionsweise dieses lebensrettenden Mechanismus auch in Deutschland bekannt. Viele heimische Pharmafirmen bieten Schutzvitamine in synthetischer Form mit manchen Ergänzungen an. Doch solche Präparate sind leider alle zu gering dosiert. Natürlich ist an der **biologischen Rostung** die falsche Lebensweise mit vorwiegend toter Kost zu einem hohen Prozentsatz beteiligt, jedoch kann auch die beste Ernährung auf die Dauer **nicht** den Mangel an Vitamin-C-Eigenbildung kompensieren! Und wenn das schon nicht der Fall ist – wie sollen uns dann erst Pizzas, Currywürste mit Pommes, Hamburger, Kaffee, Cola und süßes Naschzeug mit den nötigen Vitaminen versorgen? Das sind alles unnütze Nichtlebensmittel, die große Mengen freie Radikale bilden! Unsere heutige Lebensweise verbraucht mehr Schutzstoffe, als wir uns über die Nahrungskette zuführen können. Besonders die westlichen Völker sind davon betroffen. Man hat bis zu 60 Krankheiten – von Arthritis über Krebs, Herzkrankheiten bis zu Aids – ermittelt, welche durch diese instabilen, freien Moleküle (Radikale) ausgelöst werden können! 1994 gab es bereits 500 Veröffentlichungen über freie Radikale und Antioxydantien! Kein sich als seriös betrachtender Forscher kann heute sagen, daß er nichts darüber gehört oder gelesen hat.

Herzkrankheiten sind immer noch die Todesursache Nr. 1. Doch damit wir uns nicht falsch verstehen: Freie Radikale sind auch nützlich und lebenswichtig, wie zum Beispiel Sauerstoff, ohne den wir überhaupt nicht existieren könnten. Mir geht es in diesem Fall nur um die Überschüsse, die wir aufgrund unserer falschen Lebensweise nicht mehr in Schach zu halten vermögen. Die allgemein übliche Feuerbehandlung unserer natürlichen Nahrungsmittel vernichtet die uns von der Natur reichlich zur Verfügung gestellten Abwehrstoffe gegen die freien Radikalen. Und wir erzeugen diese Krankheiten mit unserer törichten Lebensweise selbst!

Auch im Kapitel über Fleisch, Fisch und Eier befaßte ich mich schon mit den Antioxydantien im Zusammenhang mit hochungesättigten pflanzlichen Ölen. Diese können, wie der Sauerstoff in der Natur, unseren Körper ebenfalls **verrosten**! Das gilt nicht nur für Margarine, sondern auch für die heute so hochgelobten Fischöle, die unsere Abwehr von Krankheiten schwächen.

Inzwischen haben sich, wie oben bereits kurz erwähnt, zahlreiche Fachautoren mit dieser Thematik beschäftigt. So hat *Dr. med. Cooper*, der weltbekannte Aerobikpapst, 1994 ein umfangreiches Buch mit dem Titel *»Antioxydant-Revolution«* veröffentlicht – beachte: *Revolution!* Dieser US-Bestseller von *Dr. Cooper* ist jetzt auch in deutscher Sprache unter dem Titel *»Die neuen Gesundmacher Antioxydantien«* erschienen. Schon 1990 brachte der Arzt *Dr. Elmer Canton* das Buch *»Bypassing Bypass«* heraus mit ausführlich geschilderten Fallbeispielen über die verheerende Wirkung der freien Radikalen. Er ließ auch die Chelattherapie in einem neuen Licht erscheinen. EDTA, eine Substanz, die von Deutschen entwickelt wurde, um Tiere von Metallvergiftungen zu befreien, entfernt nicht, wie bisher angenommen, Kalzium aus den Adern, sondern giftige Stoffe wie Blei, Kadmium usw. Des weiteren gelangt er zu der Feststellung, daß nicht das Cholesterin der Hauptschurke ist, sondern den freien Radikalen die Schuld zugewiesen werden muß, die unsere natürliche Körperabwehr lahmlegen.

> *»Gegenstand der Medizin ist es, Krankheiten zu verhüten und das Leben zu verlängern; das Ideal der Medizin ist es, die Notwendigkeit des Arztes zu beseitigen.«*
>
> *(Dr. William J. Mayo,*
> Gründer der weltberühmten Mayo-Klinik)

So habe auch ich es Dir bereits empfohlen: **Kämpfe Dich frei von Arzt, Krankenhaus und Pillen.** Eine solche Aufforderung könnte auch von *Dr. Willix* stammen. In den letzten Novembertagen des Jahres 1994 entdeckte ich in Florida sein neues Buch mit dem provokanten Titel *»Healthy at 100«* (*»Gesund mit 100«*). Auch darin wird den Antioxydantien und der ausgiebigen Vitaminzufuhr ein breiter Raum eingeräumt. *Dr. Willix* plant, noch mit seinen Enkeln auf deren Hochzeiten Polka zu tanzen. In dieser hoffnungsvollen, positiven Art schreibt ein ehemals mit 225 Pfund übergewichtiger, kurzatmiger Herzchirurg. *Willix* war wie die meisten Amerikaner ein »Fleisch-, Kartoffel- und Sauerkremeesser«, je fett- und eiweißreicher, desto lieber. Seine Kost bezeichnete er als *»See-Food diet«* – *»Sehkost«:* Alles was er sah, mußte er wahllos in sich hineinstopfen! Er hat in Boca Raton (Florida) eine Praxis aufgemacht und erwartet von seinen Patienten, daß sie nicht wiederkommen, wenn sie sich an seine Empfehlungen halten. Das wäre sein größter Wunsch! Seine Therapie ist einfach: gute Ernährung, Ergänzungsstoffe und viel Bewegung. *Er selbst will gar 126 Jahre alt werden!* Eine solche Sprache könnte sich in Deutschland nur ein reicher, ideell eingestellter Arzt leisten. *Willix'* Monatsberichte mit dem Titel *»Health and Longevity«* (*»Gesundheit und Langlebigkeit«*) erhalte ich regelmäßig. *Dr. Willix* hat, wie er schreibt, nur so zum Spaß einen Monat lang vegetarische Kost probiert. Fortan verzichtete er auf rotes Fleisch, weil es ihm nach diesem Test viel besserging. In einer

Broschüre von 1994 mit dem Titel *»Smashing the Longevity Barrier« (»Zerschmettere das Hindernis zur Langlebigkeit«)* berichtet er, daß er nun Vollvegetarier geworden sei und dazu ein schlanker Sportler, der sogar am schwersten Triathlon-Wettbewerb der Welt, dem *»Hawaii Ironman«*, teilgenommen hat.

Dr. Lothar Burgerstein konnte die segensreiche Wirkung der Vitaminergänzungen schon 1966 am eigenen Leib erfahren, als er als Einundsiebzigjähriger nach einem schweren Autounfall mit einem Beckentrümmerbruch darniederlag und für weitere Operationen zu schwach war. Seine Verbindung zur »Nutritional Science« und der damals schon aktiven »orthomolekularen Medizin« in den USA hat ihn zu Mega-Vitamin- und -Mineralstoffeinnahmen geführt. Er wurde schnell operationsfähig und voll gesund. Sein Buch *»Heilwirkung von Nährstoffen«* (Haug) kam bereits 1982 heraus. Ich habe auch die vierte Auflage von 1985 vorliegen, da war er bereits 90 Jahre alt. Die letzte Nachricht erhielt ich von ihm als Dreiundneunzigjährigem. Jetzt sind viele weitere Forscher hinzugekommen, die auf den Arbeiten von *Pauling* und *Burgerstein* aufbauen.

Ich möchte noch einmal auf den zu Beginn dieses Kapitels beschriebenen Gen-Defekt zurückkommen. Unser Organismus ist heute nicht mehr in der Lage, das lebenswichtige Vitamin C selbst zu produzieren, und muß deshalb andere »Quellen« anzapfen. Diese stellen es uns auch in Form von Früchten und grünem Blattgemüse ausreichend zur Verfügung. Dennoch läßt sich das Risiko, an dem bis zu Beginn dieses Jahrhunderts so gefürchteten Skorbut (Vitamin-C-Mangel) zu erkranken, nicht völlig ausschließen. Die Hauptursache hierfür ist – wie bereits erwähnt – in unseren ungenügenden Ernährungsgewohnheiten zu sehen. Und warum soll es keinen fünfundzwanzig- oder fünfzigprozentigen Skorbut, das heißt eine **Halbgesundheit**, geben, weil wir ebendiesen Vitamin-C-Mangel nicht beseitigen?

Das Tier (auch räuberisch lebende Arten) kann täglich 1000 bis 20 000 Milligramm Vitamin C selbst bilden. Infolgedessen sind – mit wenigen Ausnahmen (Haustierhaltung) – Verkalkungen, Herzinfarkte oder Schlaganfälle im Tierreich unbekannt. Da uns Menschen die Fähigkeit zur Vitamin-C-Bildung fehlt, müssen wir, wie bereits erwähnt, unseren Bedarf in etwa der obengenannten Größenordnung anderweitig beziehen.

Es ist ein Märchen, daß wir soooo gesund sind! Die paar Statistikjahre mehr Lebensalter erreichen die meisten als körperliche Wracks in Altenheimen, durch raffinierte Operationen, wie die Einpflanzung von Herzschrittmachern, die Implantation von Ersatzorganen usw. *Es ist kein vitales Leben mehr.* 90 Prozent aller Senioren und Seniorinnen nehmen dreimal täglich verschreibungspflichtige Medikamente. Was für ein kümmerliches, schnell dahinsiechendes Volk wären wir doch, wenn wir eines Tages nicht mehr auf Pillen zurückgreifen könnten. Wir schimpfen immer, daß alles teurer wird. **Fangen wir doch selbst an, gesünder zu leben.** Welche Riesensummen könnten eingespart werden. Jeder kennt den Slogan »Vorbeugen ist besser als heilen!«, aber kaum einer richtet sich danach. Jeder will selbstverständlich gesund sein, aber möglichst wenig dafür tun. Wir stehen unter dem Diktat unserer liebgewordenen Gewohnheiten und der Millionenpropaganda.

Die Ärzte bekommen für eine gesundheitliche **Aufklärung** nichts bezahlt. Kein Wunder, daß sie diese von Patienten gar nicht erwünschte Belehrung allmählich satt haben. Eines können wir aber sofort in die Tat umsetzen: nämlich zumindest viel Vitamin C als die wichtigste Vitaminergänzung zuführen! Vitamine sind gesund und haben selbst in hoher Dosierung kaum Nebenwirkungen – im Gegensatz zu den vielen schädlichen verschreibungspflichtigen Medikamenten. *Pauling* wurde jahrzehntelang von seinen Kollegen unterstellt, er produziere mit dem Vitamin C nur Nierensteine und teuren Urin. Der US-amerikanische Biochemiker vermochte gegenüber seinen Kritikern den Beweis zu erbringen, daß 85 Prozent des zusätzlich verabreichten Vitamins C im Körper verbleiben und nur 15 Prozent über den Urin ausgeschieden werden. Damit verfügt der Organismus stets über ein umfangreiches Vitamin-C-Depot, und es bilden sich auch keine Nierensteine. Im Gegenteil – die Funktion der Nieren verbessert sich nach der Zufuhr von viel Vitamin C erheblich. *Pauling* stellte weiter fest, daß er nach regelmäßiger Einnahme großer Mengen Vitamin C weder unter Erkältungen noch unter Verdauungsstörungen zu leiden hatte.

Vitamin C ist nebenbei das billigste und verträglichste Gleitmittel für unsere Därme. Verstopfung bekommt man nur von toter Tier- und klebriger Körnerkost. Übliche Abführmittel führen zur Gewohnheit und zu erheblichen Verlusten von Elektrolyten sowie der wichtigen Mineralstoffe Kalium und Magnesium, die Gegenspieler des Kalziums sind. *Pauling* hat das Gewicht des Hundes in Relation zu jenem des Menschen gesetzt und ermittelt, daß wir **360 Vitamin-C-haltige Orangen** täglich zu uns nehmen müßten, um mit dem Vitamin-C-Selbstbildungsvermögen des Hundes gleichziehen zu können. So begann er zunächst mit vier bis fünf Gramm Vitamin-C-Pulver und steigerte die Dosierung zuletzt auf **18 Gramm, das sind 18 000 Milligramm täglich**!! *Pauling* bezeichnet Vitamin C als *das* Schutzvitamin gegen alle Herz- und Kreislaufbeschwerden und sogar gegen Krebs. Auf diese Weise vermochte er bis zu seinem 93. Lebensjahr – er verstarb im Jahre 1994 – seinen schon 30 Jahre latent vorhandenen Prostatakrebs in Schach zu halten.

Im September 1995 besuchte mich *Gerd Schumacher* aus Düsseldorf. Er hat *Pauling* während dessen Lebensjahren häufig begleitet und nimmt selbst zehn Gramm Vitamin C täglich. So konnte ich aus erster Hand mehr aus *Paulings* Leben erfahren.

Er unterstrich in seinen Schriften immer wieder die große Bedeutung von rohen Früchten und Gemüse, jedoch aß er selbst gerne gut bürgerlich. Er genoß die landesübliche amerikanische Kost, **jedoch immer nur in kleinen Mengen.** Abends war er einem guten Drink nicht abgeneigt. Rauchen war aber tabu. Sonst war seine Lebensweise bescheiden. Für seinen ersten Nobelpreis in Höhe von umgerechnet 40 000 US-Dollar kaufte er sich ein Haus an der kalifornischen Pazifikküste, in dem er bis zuletzt lebte. *Pauling* selbst schlug aus den Vitaminen kein Kapital. Was er durch seine Forschungsaufträge und Vorträge erwirtschaftete, wurde sogleich wieder in die Forschung gesteckt. Bemerkenswert war *Schumachers* Aussage, daß *Pauling* nur das preiswerte synthetische Vitamin C in Pulverform einnahm. **Wenn nun eine geringe Dosis natürliches Vitamin C, wie es beispielsweise in Orangen enthalten ist, hinzukam, wirkte auch das synthetische Präparat in seiner ganzen Breite. Ein dramatisches Forschungsergebnis: Keines der beiden Präparate beeinträchtigt die Wirkungsweise des jeweils anderen – im Gegenteil! Das sollten sich die Kritiker von *Pauling* ins Stammbuch schreiben!** Ich habe in meinem Buch *»Willst Du gesund sein? Vergiß den Kochtopf!«* über ein ähnliches Experiment mit Fischen berichtet. In einem Becken mit künstlich nachgemachtem Salzwasser starben alle Laborfische. Wurde nur eine kleine Menge original Meerwasser hinzugefügt, blieben die Fische am Leben.

Wurde *Pauling* nun wegen seines ausgiebigen Gebrauchs von Vitamin C 93 Jahre alt? Niemand vermag das zu beurteilen, es gibt schließlich auch hundertjährige Genießer, die ohne Vitaminzusätze so alt wurden. Aber jeder bleibt aufgerufen, das selbst auszuprobieren. **Allein die Tatsache, daß man die Volkskrankheit Erkältung mit preiswertem Vitamin C ausschalten kann, macht *Pauling* zum großen Vorreiter.**

Während seiner letzten Lebensjahre hat *Pauling* auch große Mengen Vitamin E und Beta-Karotin getestet. Warum erkrankte seine Prostata schließlich an Krebs? Ihm war nicht bewußt, daß Eiweißmüll und der Schleim aus gekochten und gebackenen Körnerprodukten die dünnen, empfindlichen Haargefäße der Vorsteherdrüse regelrecht zubaggern! **In diesem kapillaren großen Niemandsland entstehen die meisten Verfallskrankheiten.**

Ich habe im übrigen noch keinen Chemiker getroffen, der gesundheitsbewußt lebt. Ob das mit der Arbeit am toten Material zusammenhängt? Von Lebendigkeit versteht jedenfalls keiner von ihnen etwas. Ich erwähnte in meinem Antikochbuch meinen Freund *Dr. Liebich*. Sein Argument war immer, daß die Salzsäure im Magen ohnehin alles vernichten würde. Es spiele keine Rolle, ob die Nahrung gekocht oder roh sei. Ein verhängnisvoller Irrtum. Den Tod vor Augen, wollte er noch Rohkost essen und destilliertes Wasser aus seinem Chemielabor trinken – zu spät! Etliche Ärzte und Lebensmittelchemiker sind, wie ihre Vorfahren auch, hinsichtlich gesunder Ernährung leider Analphabeten. Eine Umfrage hat ergeben, daß eine durchschnittliche Arzthelferin genausoviel über gesunde Ernährung weiß wie ihr Chef. Über Abmagerungsdiäten ist sie sogar noch besser informiert. Die Ärzte werden nicht darin geschult.

Als der heute bekannteste Vitaminexperte der USA dürfte wohl *Dr. Earl Mindell* gelten. Sein letztes Buch trägt den Titel *»Earl Mindell's Food as Medicine«* (*»Essen als Medizin«*). Sein Zweimonatsblatt *»Joy of Health«* (*»Freude an der Gesundheit«*) beziehe ich schon längere Zeit.

Der US-Markt wird gegenwärtig von neuen »Vitaminbüchern« förmlich überschwemmt. Viele jüngere Forscher setzen das Lebenswerk *Paulings* fort. Hier möchte ich besonders *Dr. Matthias Rath* erwähnen, der noch zusammen mit *Pauling* am Forschungsinstitut in Palo Alto/Kalifornien tätig war. Sein revolutionäres Buch *»Eradicating Heart Disease«* (*»Herzkrankheiten ausradieren!«*) mit dem Untertitel *»The most important book of your life«* (*»Das wichtigste Buch Ihres Lebens«*) brachte ich im November 1994 aus Florida mit. Der aus Deutschland stammende *Dr. Rath* und seine Kollegen haben an der Hamburger Universität und am Berliner Herzzentrum im Rahmen ihrer umfangreichen Untersuchungen die Hauptursache für Herzerkrankungen herausgefunden:

1. Infarkte von Herz und Hirn werden auch durch **Vitaminmangel** hervorgerufen.
2. Diese Nummer-1-Killer können durch optimale Vitamin- und Nährstoffzufuhr verhindert und beseitigt werden.
3. Lipoprotein (a) ist der Hauptübeltäter. Hierbei handelt es sich um eine lebenswichtige körpereigene Substanz, deren Funktion darin besteht, poröse Stellen in unseren Blutadern zu schließen. Sie klebt das Leck richtig zu, ist adhäsiv und tut dabei leider immerzu des Guten zuviel. So bilden sich in und an den Adern zunächst kleinere, dann immer größere zähe Ablagerungen, die bis zum vollständigen Verschluß der Blutgefäße führen können. Doch zwei Proteine, nämlich L-Lysin (eine der acht essentiellen Aminosäuren, die unser Körper nicht selbst herstellen kann) und L-Prolin (das im Organismus selbst gebildet wird), vermögen die Klebrigkeit des Lipoproteins (a) zu absorbieren. Auf diese Weise können vorhandene Ablagerungen schneller wieder rückgängig gemacht werden als nur mit Vitamin C.

Warum werden unsere Adern überhaupt brüchig? Weil es an Vitamin C mangelt, das die Blutgefäße vor Leckschäden schützt und sie geschmeidig hält. Aufgrund des fehlenden Vitamins C bilden sich also in unseren Adern poröse Stellen wie in einem alten Gartenschlauch. Demzufolge ist das klebrige Lipoprotein (a) wieder nur eine lebensrettende Maßnahme unseres Körpers, um diese Öffnungen abzudichten.

Diese Entdeckung ist noch recht jungen Datums und kann in der Tat als eine Revolution auf dem Medizinsektor betrachtet werden. *Rath* und seine Kollegen gehen sogar so weit, daß sie behaupten, daß sich bereits eingetretene Herzbeschwerden zur Hälfte mit der nachfolgend beschriebenen einfachen Methode, die dazu noch preiswert ist, beseitigen lassen.

Auf Seite 94 schreibt *Dr. Rath*, daß folgende Risikofaktoren neutralisiert werden können:

– zu hohe Lipoprotein-, Cholesterin- und Triglyceridenwerte,
– zu hoher Blutzucker bei Diabetikern, zu hoher Blutdruck.

Des weiteren sollten folgende Risiken vermieden werden: Rauchen, Streß, Antibabypille, Abhängigkeit von einer Dialyse.

Die fehlende Eigenbildung von Vitamin C zwingt unsere Leber zu ständiger Produktion des groben Lipoproteins, um die vielen im Laufe des Lebens auftretenden »Löcher« im großen Adersystem zu stopfen. Diese »Löcher« entstehen nur durch dauernden Vitaminmangel, insbesondere an Vitamin C. Welche Sofortmaßnahme ist erforderlich, um das drohende Verhängnis zu stoppen? Beginne umgehend mit Vitamin C, das in Tablettenform und am preiswertesten als Pulver erhältlich ist. Zunächst nimmst Du eine 500-Milligramm-Tablette oder eine Messerspitze Pulver, am besten zu den Mahlzeiten. Steigere diese Dosis in den nächsten Wochen auf zwei bis drei Gramm, das sind 2000 bis 3000 Milligramm täglich. Man kann ohne Risiko die Zufuhr bis zum weichen Stuhl erhöhen, dann etwas zurückgehen.

Falls es jedoch schon bei 500 Milligramm zum Durchfall kommt, solltest Du Vitamin-C-Tabletten nehmen, die mit einer Proteinschicht abgepuffert sind. Viele verschiedene Mischungen sind im Handel. Eine Neuentwicklung ist das säurearme Ester C, das es auch in unseren Apotheken gibt. Finde heraus, was am besten für Dich ist. Versuche aber immer, die Höchstmenge einzunehmen. Bei Krankheiten oder Erkältungen kannst Du unbesorgt auf 1000 Milligramm pro Stunde steigern. Laut *Pauling* bist Du dann auf der sicheren Seite. Ich habe

Dosierungen in dieser Höhe ausprobiert und verspürte zu Anfang höchstens etwas Hautjucken. Die Tabletten sollten immer nach dem Essen mit etwas Wasser eingenommen werden.

Solche Vitaminschübe brauchen aber noch Verstärkung, etwa durch Vitamin E, Beta-Karotin und Selen. So wurden beispielsweise in USA-Gebieten, deren Bewohner unter Selenmangel litten, die meisten Krebserkrankungen festgestellt. Dermaßen stark beeinflußt bereits das Fehlen **eines** Minerals die Gesundheit. Du nimmst am besten ein Multivitaminpräparat. Leider sind die Dosierungen in Deutschland zu niedrig, so daß Du Dir ruhig das Mehrfache der angegebenen Menge einverleiben kannst. Merke: Vitamine sind lebenswichtige Substanzen und keine Schadstoffe. Man könnte allenfalls bei den fettlöslichen Vitaminen A und D übertreiben. Mit Beta-Karotin kannst Du jedoch nichts verkehrt machen, Dein Körper wandelt nur so viel in Vitamin A um, wie er jeweils benötigt.

Die wichtigsten Aminosäuren L-Lysin und L-Prolin, welche die Klebrigkeit der grobstofflichen Lipoproteine auflösen, sind bedauerlicherweise in Deutschland nicht erhältlich. Aber Du kannst sie beispielsweise aus Holland beziehen. Zunächst solltest Du Dich jedoch beim nächsten Arztbesuch einem Eiweißtest unterziehen und in diesem Zusammenhang auf einer Lipoprotein(a)-Elektrophorese Deines Blutes bestehen.

Du solltest also folgende wichtige Lipoprotein-Werte kennen, die laut _Dr. Rath_ zehnmal bedeutsamer als die Höhe des Cholesterinspiegels sind:

– **0 bis 20 mg/dl:**   **niedriges Risiko für Herzerkrankungen**
– **20 bis 40 mg/dl:**   **mittleres Risiko für Herzerkrankungen**
– **über 40 mg/dl:**   **hohes Risiko für Herzerkrankungen**

Dieser Lipoprotein(a)-Spiegel hängt in erster Linie von Deiner Vererbung ab. Es gibt bisher keine medikamentöse Möglichkeit, ihn zu senken.

Rath hat in einem weiteren Buch mit dem Titel »*Why Animals Don't Get Heart Attacks ... But Humans Do*« (»*Warum Tiere keinen Herzinfarkt bekommen, Menschen aber schon*«) seine epochalen Forschungsergebnisse zusammengefaßt. Beide Bücher sind auch beim Eigenverlag des Autors unter HEALTH NOW in 387 Ivy Street, San Francisco CA 94062, USA, zu beziehen, Tel.: 1-800-624-2442. Ihre Lektüre ist eindringlich zu empfehlen, damit Familienangehörige, Freunde und Verwandte möglichst schnell von der Geißel der Infarkte von Herz/Hirn befreit werden. Wie bereits erwähnt, hat *Rath* noch einige Jahre mit *Linus Pauling* zusammengearbeitet. Und dessen härteste Kritiker sind schon lange vor ihm in viel jüngerem Alter verstorben!

Seit einigen Jahren unternimmt man Versuche, die verstopften Herzkranzgefäße mit Hilfe von mikroskopisch kleinen Ballons auszudehnen. Neuerdings wird auch ein Metallstück eingesetzt, um die Adern offenzuhalten. Aber schon die Katheteruntersuchung des Herzens ist nicht harmlos. Außerdem setzen sich auch die Ersatz-Herzkranzgefäße erneut zu! Und zu Verschlüssen kann es überall im Organismus kommen, besonders die Beine sind davon betroffen.

Doch statt das Risiko kostspieliger Eingriffe in Kauf zu nehmen solltet Ihr, meine Freunde, die Alternative wählen: sofort zugängliche, preiswerte Mittel, mit denen sich Herzinfarkt und Schlaganfall vorbeugen sowie Ablagerungen wieder beseitigen lassen. Aber auch nach Bypassoperation und Ballonausdehnung sind diese Vitamine lebenswichtig. Laßt Euch nicht von Elaboraten beeinflussen, die alle zusätzlichen Vitamine/Mineralien ablehnen, wie es der Lebensmittelchemiker *Udo Pollmer* in seinem Buch »*Prost Mahlzeit*« und in dem »*Stern*«-Artikel »*Der Vitamin-Schwindel*« (*Nr. 32/1994*) kundtut. *Pollmer* hängt der gutbürgerlichen Ernährung an und ist nicht im Besitz der letzten Erkenntnisse. Wie bereits gesagt, habe ich eine Aversion gegen Lebensmittelchemiker, die sich auf Untersuchungen am toten Material als Grundlage ihrer Ergebnisse berufen.

Bei der heutigen Bestechlichkeit der Menschen weiß man nie genau, wer hinter den verschiedenen Gutachten steht. Jede Expertise läßt sich heute erkaufen – selbst eine solche, welche die Harmlosigkeit von Süßigkeiten propagiert! *»Zucker sparen grundverkehrt, Zucker nährt!«* heißt dann die Devise. Raffinierte Fernsehwerbung will uns verführen. Da gilt das Wort Gesundheit nichts. Die Masse kann Wahrheit oder Verdummung nicht unterscheiden. Ich betone an dieser Stelle, daß ich weder direkt noch indirekt am Vertrieb von Ergänzungsmitteln beteiligt bin. Nochmals: Ich bin wirtschaftlich unabhängig und verkaufe gar nichts!

Hier möchte ich nicht vergessen, *Dr. Hans Nieper,* den Krebsarzt aus Hannover, zu erwähnen, der schon 1985 ein Buch über zusätzliche Nährstoffe herausgebracht hat: *»**Revolution** in Medizin und Gesundheit«.* Außerdem schreibt er regelmäßig in *»Raum und Zeit«.*

Das Wirkungsspektrum von Vitamin C ist enorm groß. So verwundert es auch nicht, wenn die drei bereits genannten US-Ärzte *Cherashin, Ringsdorf* und *Sisley* schreiben: *»Was wir hierzulande brauchen, ist eine Pille zu 20 Pfennig, ein unproblematisches Wundermittel, das das Altern verzögert, Herzkrankheiten verhindert, alle möglichen Infektionskrankheiten und Degenerationserscheinungen überwinden hilft und auch gegen die zahllosen Beschwerden hilft, die wir psychischen und umweltbedingten Belastungen zu verdanken haben. Vitamin C ist zum Leben so notwendig wie Sauerstoff!«*

Der US-Arzt *Dr. Luc de Schepper* schreibt in seinem Buch von 1991 mit dem Titel *»FULL of LIFE«,* daß unsere orthodoxe Medizin bis heute die enorme Wichtigkeit des Vitamins C nicht erfaßt hat. Sie beharrt noch immer auf der möglichen Bildung von Nierensteinen. Dagegen vertreten andere Vitamin-C-Ex-

138

perten die Meinung, daß dieses Vitamin den Nieren große Erleichterung verschafft. *Dr. de Schepper* sagt, daß Vitamin C sich als die größte Hilfe bei der Bekämpfung aller Krankheiten erweise, weil es das Immunsystem erheblich stärke. Das bekannte Müdigkeitssyndrom, unter dem heute so viele leiden, verschwindet sofort. *Dr. Schepper* postuliert eine Minimumeinnahme von 4000 bis 6000 Milligramm. Bei Erkrankungen lasse sich die Dosis unbedenklich auf 25 Gramm (= 25 000 Milligramm) erhöhen. Er vergißt ebenfalls nicht, auf das jederzeit verfügbare natürliche Vitamin C in **Zitrusfrüchten, Beeren, Kartoffeln, Tomaten, Blumenkohl und frischem Mais** hinzuweisen. Bei einer Erkältung oder einem grippalen Infekt sollte man sofort hohe Dosen Vitamin C einnehmen: jede Stunde zumindest ein Gramm (1000 Milligramm).

Setze nun bitte Deine jetzige Medikation nicht abrupt ab, sondern verringere sie in sorgfältiger Zusammenarbeit mit Deinem Hausarzt. **Mit diesem solltest Du Dich überhaupt stets absprechen, denn er kennt Dich und Deine Familie ziemlich genau.** Von einem Arzt allerdings, der sich immer noch nicht in der modernen Ernährungslehre auskennt und sie gar ablehnt, solltest Du Dich ganz schnell trennen. Es besteht freie Arztwahl. Leider bleibt auch der Berufszweig der Mediziner und Heilpraktiker von Scharlatanen nicht verschont (doch wo gibt es diese nicht?).

Dies alles ändert jedoch nichts an meiner dringenden Empfehlung: Iß die Idealernährung – Rohkost, vorzugsweise Früchte. Du solltest auch im Falle einer Kompromißlösung auf täglich mindestens zwei Mahlzeiten Obst und Gemüse ohne Hitzeanwendung nicht verzichten. Ergänzende Vitamine korrigieren möglicherweise den bereits angesprochenen Vererbungsdefekt. Es gibt ja heute kaum eine themenbezogene Publikation, die nicht Rohkost in Form von Obst und Gemüse empfiehlt. So zahlt sich allmählich auch die hartnäckige Empfehlung von meinen Freunden und mir aus.

In den Zirkeln unserer Schul- und Apparatemedizin hat sich immer noch nicht zur Gänze herumgesprochen, daß der weitaus größte Teil des natürlichen Vitamins C beim Kochen verlorengeht. Ärzte, helft Euch mit der preiswerten Vitaminzufuhr selbst, dann werdet Ihr auch Euren Patienten helfen. Auf der anderen Seite ist die Zurückhaltung der Ärzte irgendwie verständlich: denn was nicht klinisch erprobt ist, kann bei Anwendung zu Schadensersatzprozessen führen. Diese Vitaminergänzungen schädigen jedoch nie, ihre Wirkungsweise ist ausgesprochen positiv, auch neben der Medikamentenanwendung, die Du bisher gewöhnt warst. Natürlich bleibt bei jeder Neuentdeckung ein Restrisiko, aber ganz ohne Risiko verliefe das Leben eintönig und freudlos.

Das Wundermittel Pycnogenol

Dieses Superantioxydant, **auch als Procyanidin oder Leucocyadinin bezeichnet**, gehört zu den Bioflavoniden. Seine Wirkung ist fünfzigmal stärker als jene des Vitamins E und zwanzigmal größer als die des Vitamins C, die als Radikalenfänger bekannt sind. Es ist völlig ungiftig und verbleibt 72 Stunden im Blut statt zwei bis vier Stunden wie die Vitamine C und E. Es kann auch die schwierige Hirnschranke überwinden. *Dr. Hobson* in *»That Dirty Fat«* (*»Dieses schmutzige Fett«, 1994*): *»Wir sahen bei der Anwendung nur dieses einen Produktes in unserer Klinik dramatische Ergebnisse!«*

Bei **Pycnogenol** handelt es sich um einen Extrakt aus Früchten und Pflanzen, den *Prof. Jacques Masquelier* im Jahre 1982 patentieren ließ, obwohl das Mittel schon seit 1948 therapeutisch eingesetzt wird. In Europa wird der Extrakt vornehmlich aus Traubenkernen und anderen Früchten hergestellt, auch aus europäischen und nordamerikanischen Kiefernrinden. Die Indianer benutzten den Extrakt jahrhundertelang als Heilmittel. Der häufig von mir erwähnte Arzt *Dr. Julian Whitaker* (in *»Guide to Natural Healing«*) sowie die Biochemiker *Dr. Richard A. Passwater* (in *»The New Superantioxidant-PLUS«*) und *Dr. Michael Colgan* (in *»The New Nutrition«*) haben die erstaunliche Wirkung des Pycnogenol-Bioflavonoids beschrieben.

Und das alles ist im unverarbeiteten frischen Obst und Gemüse überreichlich vorhanden. Doch Du vernichtest es leichtfertig oder noch unwissend, indem Du es verkochst. Darum erkläre ich immer wieder bis zum Umfallen: *Der Kochtopf ist unser Tod!* Ob die erwähnten Forscher richtig liegen, mußt Du selbst in Zusammenarbeit mit Deinem Heiler testen.

Ist der Rotwein gesund?

Die Franzosen lieben ihren Rotwein. Sie haben in der Tat weniger Infarkte. Es sind die oben erwähnten Traubenextrakte, in diesem Fall aus roten Sorten, die kreislaufstabilisierend wirken. Man verschweigt schamhaft, daß frische, rote Trauben die gleichen guten Wirkstoffe enthalten wie Rotwein. Dies liegt jedoch nicht am Alkohol, sondern an den Trauben selbst. Klar, man will den Rotwein verkaufen, aber **Alkohol schwächt immer und ist leber- und hirnschädigend.**

In *»Klinische Chemie 1995«* wird über ein diesbezügliches Experiment berichtet. In erster Linie setzt sich das schädliche LDL-Cholesterin in und an den Adern ab. Dies hängt jedoch von der in der Blutflüssigkeit jeweils vorhandenen Menge an Antioxydantien ab. Von 22 Patienten bekamen neun 300 Milliliter Rotwein, neun 300 Milliliter Weißwein und vier 1000 Milligramm Vitamin C. Das Ergebnis:

	Nach einer Stunde	Nach zwei Stunden
Rotwein:	**18 Prozent**	**11 Prozent**
Weißwein:	**4 Prozent**	**7 Prozent**
Vitamin C:	**22 Prozent**	**29 Prozent**

Das gewöhnliche, preiswerte Vitamin C vermochte also die Abwehrkapazität gegen die Oxydierung der LDL-Cholesterine erheblich stärker zu steigern als der teure Rotwein! Die Folgerung daraus: Nimm vor einer fettigen Mahlzeit 1000 Milligramm Vitamin C, um LDL-Ablagerungen zu verhindern. Aus diesem Experiment wird ersichtlich, daß die Franzosen ihre geringere Neigung zu Infarkten nicht dem Genuß des Rotweins, also des Alkohols, zu verdanken haben, sondern natürlichen Traubenauszügen. Erheblich wirkungsvoller ist allerdings eine »Extraportion« Vitamin C.

Die Weinerzeuger müssen hervorragende Propagandisten haben, weil uns die Rotweinstory mit schöner Regelmäßigkeit in dieser oder jener Variante aufgetischt wird. Die Publikationen sind für Nachrichten solcher Art sehr empfänglich: Die Aussicht auf großformatige Anzeigen ist verlockend – und auch Journalisten sind in der Regel nicht gerade Abstinenzler. Dennoch vergiß die alte Leier, daß geringe Mengen Alkoholkonsum die Gesundheit fördern und ein längeres Leben garantieren würden. Und was ist eine *kleine* Menge? Der erste Schluck führt immer wieder zum zweiten – dann in die schwere Sucht. Darum steht in von der Weinindustrie lancierten Gutachten ja auch zu lesen, daß erst ein ausgiebiger Konsum schädlich sei. **Alkohol ist nie gut!** Was sagte *Dr. Ralph Bircher* dazu in *»Sturmfeste Gesundheit«? »Selbst in kleinsten Mengen summiert sich Alkohol, wenn er alltäglich wird!«*

Israelische Wissenschaftler haben herausgefunden, daß in der Tomate die gleichen Wirkstoffe enthalten sind wie im Rotwein. Sie würden den Cholesterinspiegel im Blut um 70 Prozent senken. Warum willst du Dich also mit Rotwein betäuben? Ich wiederhole: **In Früchten (Tomaten sind Gemüsefrüchte) sind alle notwendigen Nährstoffe in richtiger Zusammensetzung und Menge drin. Darum können wir auch längere Zeit ausschließlich von Früchten sehr gut leben, aber nicht ausschließlich von Kräutern und Blättern. Finde den Unterschied heraus! Schließlich wäre es ja sehr traurig, wenn unser Schöpfer etwas Falsches produziert hätte.**

Ich habe vorhin die Wirkung von *Pycnogenol* beschrieben, das unter anderem aus Traubenextrakten besteht. Eine Dosis davon einzunehmen ist doch viel angenehmer, als sich mit Alkohol zu betäuben. Bisher wurden von *Pycnogenol,* das auch in Deutschland erhältlich ist, zu kleine Mengen genommen. Man sollte in den ersten Wochen täglich mindestens 200–300 Milligramm zuführen, später auf bis zu 50 Milligramm reduzieren, wie *Dr. Whitaker* in seinem Buch *»Guide to Natural Healing« (»Anleitung zur natürlichen Heilung«)* empfiehlt. Sonst erreicht man nicht die erhoffte Wirkung. *Pycnogenol* ist teuer – doch was kostet im Vergleich dazu der tägliche Braten mit viel Fett und Cholesterin oder ein Aufenthalt im Krankenhaus?

Als Anhänger von Naturprodukten würde ich Pflanzenextrakte vorziehen – wenn man sich auf die diesbezüglichen Forschungsergebnisse wirklich verlassen und sie überprüfen kann. Aber fast alle Vitamine auf dem Markt stammen aus synthetischer Produktion. US-Forscher betonen jedoch immer wieder, daß solche Präparate den natürlichen gleichwertig und oft überlegen sind, weil viele Nebenmoleküle (Alkaloide) in Pflanzenauszügen giftige Stoffe enthalten und schädlich sein können. *T. C. Fry* stellte den Vergleich an, daß eine Vitamintablette aus natürlichen Stoffen so groß wie ein Tennisball sein müßte und unbezahlbar sei. **Nicht alles, was von Pflanzen herrührt, ist auch gesund.** Deswegen immer wieder: **selbst testen.** Sowohl mit (angeblich) natürlichen als auch mit synthetischen Vitamin-

B-Komplexen lassen sich die Nerven wunderbar beruhigen. Vitamine der B-Gruppe sind Antistreßvitamine! **Erinnere Dich, was ich im Zusammenhang mit *Pauling* schrieb: Ein Tropfen natürliches Vitamin bringt alles Synthetische zur aktiven Wirkung!**

Du wirst hier einen Widerspruch zu meinem Buch »*Willst Du gesund sein? Vergiß den Kochtopf!*« bemerken, in dem ich für **organische** Lebensmittel plädiere. Nur die Sonnenkraft kann mit Hilfe der Photosynthese **anorganische, erdige Stoffe in organische umwandeln.** Diese Feststellung bleibt richtig. Dennoch üben anorganische Stoffe ebenfalls eine Wirkung aus, sei sie nun gut oder schlecht. So hilft beispielsweise bei Wadenkrämpfen auch anorganisches Magnesium. Außerdem fallen die paar Gramm in Ergänzungsmitteln bei Rohköstlern überhaupt nicht ins Gewicht.

Jetzt gibt es auch in Deutschland das ph-neutrale Super-Vitamin Ester C in Apotheken und beim Vitaminhandel zu kaufen. Ester C wurde an der Universität von Mississippi (USA) entwickelt. Diese aus Kalziumkarbonaten entwickelte Substanz gilt als besonders magen- und darmfreundlich, weil sie säurearm, wenn nicht gar säurefrei ist. Die besten C-Vitamine sind ESTER C mit Bioflavoniden und wurden erst in den letzten Jahren entdeckt. Das in Tabletten- und Pulverform erhältliche ESTER C ist der handfeste Beweis für den Fortschritt in der Vitaminforschung. Ich möchte hier keine Werbung für Vitaminfirmen machen. Ich vertreibe nichts und bin an keiner Firma beteiligt. Achte auf die Anzeigen in medizinischen Zeitschriften, besorge Dir Prospekte und prüfe sorgfältig die Angebote. Manche Firmen versenden schon Original-USA-Vitamine, die aber auch nicht immer gut sein müssen.

Natürlich habe ich mich auch mit den Ausführungen der **Vitamingegner** befaßt. Die US-Ärzte *Stephan Barrett* und *Victor*

Herbert haben das 536 Seiten umfassende Werk »*The Vitamin Pushers*« herausgebracht, das manch interessante Perspektive enthält. Die beiden Mediziner beziehen nicht gegen die Vitamine an sich Front, sondern sie nehmen die »*Vitamin-Draufgänger*« aufs Korn. Ihre Warnung sollten wir uns zu Herzen nehmen: nämlich nicht wahllos die angebotenen Vitaminkombinationen in uns hineinzuschütten.

Schau Dir die Lieferfirmen an und probier dann selbst. Beginne mit kleinen Mengen und erhöhe anschließend langsam die Dosis. Ich betone erneut: Konsultiere Deinen Hausarzt, der kennt Dich am besten. Es wäre gut, wenn er durch eigene Anwendungen bereits Erfahrungen gesammelt hätte. Mein Hausarzt verordnet beispielsweise allen seinen Zuckerkranken Vitamin C, das den Bedarf an Insulin sofort senkt.

Eine Frage bleibt jedoch: Warum hören wir bisher so wenig über Vitamine und Mineralien, wie über das wunderbare Magnesium, dessen Wirkungsweise ich am Beispiel des Chemieprofessors *Dr. Pierce* schilderte?

Damit möchte ich das Kapitel über Vitamine und Mineralstoffe abschließen. Nochmals: Du solltest Dich vordringlich mit allen notwendigen Nährstoffen über Deine Rohkost versorgen, die selbstverständlich immer **ungekocht, ungemischt und ungewürzt ist.** Eine Vitamintherapie ist ebenso wie eine Kräuter- und Pillentherapie Betrug und Selbsttäuschung, wenn Du Deine bisherige falsche Lebensweise beibehältst. Vitamine sind kein Ersatz für gesunde Ernährung, Bewegung, Ruhe und Schlaf, Sonnenschein oder frische Luft! Krankheiten können nicht durch Teilmittel geheilt werden, sondern nur durch den Organismus selbst. Vitamine und Mineralstoffe sollen lediglich das ergänzen, was die törichte Menschheit mittels ausgelaugter Böden, chemischer Düngung, Insektiziden und Pestiziden den natürlichen Produkten entzogen hat.

Symptome des Alterns

»Denken wir immer daran, daß unser Alter das Ergebnis unseres bisherigen Lebens ist und wir im Alter die Ernte einbringen, die wir in jungen und mittleren Jahren gesät haben.« *(Goethe)*

Laß Dir durch den Zahn der Zeit **nicht** vorzeitig das Augenlicht, das Hör- und Erinnerungsvermögen rauben! Herabgesetzte Reaktion, Steifheit und Verknöcherung sind weitere typische Zeichen körperlichen Abbaus, die wir im Verlauf unserer »reiferen« Jahre als altersbedingt hinnehmen. Doch das Alter allein ist nicht verantwortlich für ein langsames Dahinsiechen, sondern auch eine bisherige falsche, bewegungsarme Lebensweise mit toter Kost aus Kochtopf und Bratpfanne. Natürlich sind wir froh, daß heute die Möglichkeit besteht, sich mittels Laserchirurgie ambulant den grauen Star beseitigen zu lassen, ohne daß man wie früher ins Krankenhaus und hinterher eine starke Spezialbrille tragen muß. Oder daß es jetzt dank Operationen und wertvoller Hörhilfen möglich ist, das Leben um uns mit unseren Kindern und Enkelkindern voll mitzubekommen. Wir wollen doch das Rauschen der Blätter im Wind und das Vogelgezwitscher nicht missen!

Und da wir gerade bei den Vitaminen waren: Selbstverständlich können sie neben der richtigen Rohkosternährung den erwähnten Alterserscheinungen vorbeugen, beispielsweise Vitamin A in Form von Beta-Karotin, das besonders gegen grauen Star hilft. Es ernährt den Sehpurpur, der Deine Sehkraft aufrechterhält. Reich an Beta-Karotin sind Karotten, Pfirsiche, Aprikosen, rote Bete, dunkelgrüne Blattgemüse, wie Spinat, und alle Salate. Zum ständigen Tagesbedarf gehören auch mindestens 500 Milligramm (besser mehr) Vitamin C. Eine Multivitamin-Mineraltablette und viele Zitrusfrüchte sollten die Dosis ergänzen. **Der graue Star ist aber in erster Linie ein Endprodukt langfristigen, stark stärkehaltigen Kohlenhydratverzehrs in Form von Brot, Getreide, Kuchen, Zucker und dergleichen.**

Im Darm liegt Leben oder Tod

Begib Dich doch einmal gedanklich in Deinen dunklen Dünndarm, in dem die Hauptaufnahme der Nährstoffe erfolgt. Stelle Dir die Innenwände des Darms mit ihren Zotten als eine ebene Fläche von etwa 200 Quadratmetern vor. Auf dieser breitet sich nun eine totgekochte, fettige, zuckerige, vitamin- und mineralstoffarme, undefinierbare Mischung aus: Deine Nahrung, die Dich stärken und erhalten soll. Welche Schwerstarbeit mutest Du dieser gewaltigen Oberfläche Tag und Nacht zu, die von Qualm, Bier, Wein und Schnäpsen noch zusätzlich gelähmt wird! Was soll sie denn aus einer solch leblosen Masse herausholen, die vor Millionen von Jahren nur aus lebendiger Kost mit Tausenden von Verdauungsenzymen bestand? Und verstärkt sich der unheimliche Eindruck dieses Breis nicht noch durch Fast food, schnelle tote, fettige Kalorienbomben, die mit Cola und Softdrinks hinuntergeschüttet werden? Jugendliche haben bereits Bluthochdruck und verfettete Adern. So erstaunt es auch nicht, daß bei Kindern und Jugendlichen der Krebstod an erster Stelle steht.

Hier, in dieser dunklen Röhre, fehlt es allenthalben an gesunden Nährstoffen. Ist es da ein Wunder, daß aus einem solch verpesteten Kanal früher oder später chronische Erkrankungen entstehen **müssen?** Hier liegt die Wurzel Deiner ganzen Misere. Ein derartiges gärendes Fuselgemisch ist für eine Biogasanlage geeignet, nicht jedoch als Nährstoff für einen gesunden, vitalen Menschen.

Kapillaren

Diese auch als Haargefäße bezeichneten feinsten Blutäderchen sind der wichtigste Umschlagplatz im Körper. Der deutsche Name weist auf ihren mikroskopisch kleinen Durchmesser hin. Ihnen habe ich in meinem Buch *»Willst Du gesund sein? Vergiß den Kochtopf!«* ein Kapitel mit der Überschrift *»2500 km Blutgefäße weinen«* gewidmet. Arterien führen den Zellen Sauerstoff und Nährstoffe zu, Venen transportieren Stickstoff und Abfallstoffe zurück. Aber sie haben keine direkte Verbindung. Sie können die Zellen nur durch eine Membranwand hindurch erreichen. Diffusion nennt man das.

Nun kehre gedanklich in den dunklen Kanal, Deinen Darm, zurück, über den ich vorhin sprach. Wie soll er aus seinem totgekochten, vergifteten Mischmasch sauberes Blut mit allen Nährstoffen und Vitaminen für diese Kapillaren produzieren? Leber und Lungen helfen zwar bei der Entgiftung, doch verschlammtes Blut erzeugt nun mal ebensolche Arterien und Venen. Hier liegt nun der große undefinierbare Abfall, mit dem Dein Körper richtig kämpfen muß. Hier im Niemandsland hat sich der ganze Eiweiß- und Stärkemüll angesammelt, den Du Dir mit reichlichen Tiereiweiß- und klebrigen Mehlprodukten einverleibt hast (siehe Forschungen von *Prof. Wendt*). Körperliche Anstrengungen beseitigen diesen Eiweißüberschuß nicht, weil zunächst die leichter verbrennbaren Kohlenhydrate und

Fette als Energiestoffe verwendet werden. Nur mit Fasten und anschließender Obstkost gelingt es Dir am wirkungsvollsten, diesen Saustall wieder zu reinigen.

Kannst Du Dir jetzt ein Bild machen, warum feinste Äderchen in Augen, Ohren und Hirn verstopft sind, daß daraus Seh- und Allerweltskrankheiten wie Hörschwäche mit Schwindel und Ohrensausen resultieren? **Hörstürze sind nichts weiter als kleine Schlaganfälle.** Mit Medikamenten ist es nicht möglich, Dich von solchen Leiden zu befreien, sondern nur durch rigorose Abfallbeseitigung, anschließende Rohkosternährung und viel Bewegung.

Nur so können Sinnesfunktionen aufrechterhalten und alterungsbedingte Gebrechen hinausgeschoben werden. Wenn Lebendigkeit schwindet, dann bedeutet das, daß der Stoffwechsel träger wird. Verhärtung (Sklerose) betrifft nicht nur die Arterienwände, sondern den ganzen Körper. Laß Dich nicht vom Alter überwältigen!

Wasser – die größte Gesundheitsentdeckung der Welt?

Wir alle schätzen ja das **Wasser** nach der Luft als das zweitwichtigste Element für uns Lebewesen. Wieso ist es dann erst 1994 als »größte Entdeckung« für die Gesundheit propagiert worden? Ich habe das Buch von *Dr. Batmanghelidj, »Your Body's many CRIES for Water« (»Viele Schreie des Körpers nach Wasser«)* in einem Zuge durchgelesen. Bücher und Videos sind zu beziehen von: *Global Health Solutions, Inc. Falls Church, Virginia 22043, USA, Tel. 703-848-2333, Fax -2334.*

Wer ist *Dr. Batmanghelidj?* Er studierte in London Medizin

und projektierte später im Iran für den Schah neue Hospitäler. Nach der Khomeini-Revolution wurde die »Oberschicht« eingesperrt, wobei *Batmanghelidj* zusammen mit 90 anderen Häftlingen in einem Raum dahinvegetierte, der ursprünglich für vier bis sechs Personen vorgesehen war. Zu je einem Drittel mußten die Inhaftierten im Achtstundentakt liegen, stehen oder sitzen. Torturen solcher Art können nur von fanatisierten, kranken Gehirnen erdacht werden.

Batmanghelidj wurde siebzehnmal vors Gericht zitiert und zum Tode verurteilt, sein Vermögen beschlagnahmt. Man ließ ihn schließlich nur frei, weil er insgesamt 3000 Mithäftlinge allein mit Wasser heilte, vornehmlich von Magenbeschwerden. Ihm stand ja kein anderes medizinisches Instrument zur Verfügung. **Seine Erkenntnisse über die Heilkraft des Wassers sind also aus der Not heraus geboren.** Solch einen wertvollen Mann könne man unmöglich umbringen, er solle sein Wissen dem Volk zur Verfügung stellen, hieß es. Wahllos wurden während seiner Gefängniszeit 20, 30 oder 50 Häftlinge herausgeholt und erschossen. Der verurteilende Richter hatte selbst zwei seiner Söhne den Henkern ausgeliefert, weil sie seine »Rechtsprechung« kritisierten. *Batmanghelidj* gelang es schließlich, mittellos in die USA zu fliehen.

Ich habe das Vorleben dieses Arztes etwas ausführlicher geschildert, weil er als erster das Heilmittel Wasser für die *innere* Anwendung entdeckte. *Prießnitz* und *Kneipp* praktizierten überwiegend die äußere Wasseranwendung. Die Erkenntnisse des iranischen Arztes müssen wir ernst nehmen, weil er zum einen nichts am Wasser aus dem gewöhnlichen Wasserhahn verdienen kann und zum anderen zunächst auf jede Medikation verzichtet. Wir sollten immer zuerst Wasser probieren, bevor Medikamente angewendet werden müssen.

Ich gebe hier **seine** praktischen Erkenntnisse wieder (Hervorhebungen [und Textstellen in eckigen Klammern] von mir):

Schmerzen irgendwo im Körper sind SCHREIE nach Wasser. Uns ist durch Degeneration und Gewohnheit das normale Durstgefühl verlorengegangen, das gilt besonders für alte Menschen. *Wir haben also nicht nur kein Durstgefühl mehr, sondern erkennen auch nicht die Grundkrankheiten als Wassermangel. Wir vertrocknen mit zunehmendem Alter.* Verschrumpelte, schuppige Haut sind klar erkennbare Zeichen von Wassermangel.

Wir konzentrieren uns zu sehr auf die lediglich 25 Prozent ausmachenden festen Nahrungsstoffe und nicht auf das Wasser, aus dem wir zu 75 Prozent bestehen; das Gehirn enthält gar 85 Prozent. [Das gilt insbesondere auch für uns Gesundheitspraktiker. Über die Höhe des Wasseranteils streiten sich einige Laborgelehrte. *Der Körper* **sollte** *aus 75 Prozent Wasser bestehen!*] Wir richten unser Augenmerk über Gebühr auf die Nahrung (»overemphasize diet«). Es folgen einige Beispiele:

Gastritis, Magengeschwüre, Sodbrennen: Der Magen läßt keine Säurennahrung in den sterilen Dünndarm. Die Säfte (Bikarbonate) aus der Bauchspeicheldrüse **müssen** den Mageninhalt vorher neutralisieren. Für die Verdauung der Nahrung und die Neutralisation wird viel Wasser benötigt, das jedoch nicht zur Verfügung steht. Resultat: Der Pförtner verschließt den Magenausgang, Krämpfe sowie Beschwerden bis zum Geschwür und zuletzt Krebs sind die Folge. Die gefährlichen **Antisäuretabletten** beseitigen nicht die Ursache, sondern führen geradewegs in die spätere Katastrophe.

Asthma/Bronchitis: Über die Atmung gehen große Mengen Wasser verloren, die dringend **im** Körper gebraucht werden. Der Körper erschwert die Atmung und verkrampft Lunge und Bronchien. Bei reichlicher Wasserzufuhr verzichtet der Organismus auf diese Notmaßnahme. Erfolg: Asthma und Kurzatmigkeit verschwinden, selbst in schon länger andauernden Fällen.

Verstopfung: Der vorher im Darm noch flüssigen Nahrung wird im absteigenden Dickdarm über das Flomenschmalz Wasser entzogen und direkt zu den Nieren geleitet. Der Darminhalt verfestigt sich mehr als gewöhnlich – Ergebnis: Verstopfung. Wird mehr Wasser getrunken, bleibt der Inhalt bis zur Ausscheidung weich, so wird also einer Verstopfung vorgebeugt. Millionenfach verwendete Abführtabletten, die letztlich den Darm lähmen und die Darmflora angreifen, sind überflüssig.

Zu hoher Cholesterinspiegel im Blut: Auch hier gilt der Grundsatz, daß der eigene Körper nie schaden will. Er kleidet die Zellen mit dem wachsartigen Cholesterin aus (wie Wachs bei wasserabweisenden Blättern), damit kein Wasser entweicht. Bei ausreichender Wasserzufuhr wird die Cholesterinschicht aufgelöst und über die Leber ausgeschieden. Der Autor ißt ab und zu gerne Eier, die den höchsten Cholesteringehalt haben. Sein Cholesterinspiegel überschreitet dennoch nicht den Wert 130 mg/dl. Er braucht das Nahrungscholesterin nicht zu scheuen. Als wertvolle Substanz ist es für viele Vorgänge im Körper lebenswichtig, besonders für die Drüsen. *Batmanghelidj* empfiehlt für den Cholesterinspiegel einen Richtwert zwischen **100 und 150 mg/dl.** Aufgrund der ständigen Ableitung des Cholesterins über die Leber können sich dann auch keine *Plaques (Ablagerungen)* in den Arterien bilden. Zuviel Cholesterin ist ein Hinweis auf Zellzerstörung. **Es gibt Patienten, die allein durch Wassertrinken 100 Punkte oder mg/dl verloren haben!**

Herzbeschwerden, Brustenge: Was zum Bluthochdruck (siehe S. 153) und Cholesterin gesagt wird, gilt erst recht für diese Beschwerden. Verengte und verkrampfte Haargefäße zwingen das Herz zum kräftigeren Druck. Diese Notmaßnahme vermag es auf die Dauer nicht aufrechtzuerhalten. Dem Hochdruck schließt sich zumeist ein Unterdruck = Herzschwäche an. Erstes Medikament in diesem Fall: Digitalis, dann folgen die härteren *»Bomben«.* **Wasser sollte das einzige Medikament auch der ersten Stunde sein!**

Bluthochdruck: Um auch hier Wasser zu sparen, verkrampft der Organismus alle Wasserwege, besonders die kapillare Minizirkulation. Infolgedessen muß das Herz stärker pumpen, um die lebenswichtigen Vorgänge, wie Herz- und Hirndurchblutung, gewährleisten zu können. Bei reichlicher Wasserzufuhr ist diese Notmaßnahme letztlich überflüssig. Das *Honigblut* wird wieder dünnflüssig, die Widerstände lösen sich auf. Das Herz als Muskel kann sich schonen, der Blutdruck sinkt. *Man sollte sich nicht von den »White Coats« (»Weißen Mänteln«) in den Praxen verrückt machen lassen, die meistens zu hohe Blutdruckwerte ermitteln. Hauptsache, die Diastole (rhythmische Erschlaffung des Herzens) ist unter 100! Keine blutdrucksenkenden Medikamente einnehmen, welche die Ursache nicht beseitigen. Anstelle der Blocker reichlich Wasser zuführen!*

Schlaganfall: Dr. *Batmanghelidj* berichtet über Fälle, bei denen bereits eine halbseitige Lähmung eingetreten war. Durch sofortige, reichliche Zufuhr von Wasser wurden die Blockaden wieder aufgehoben, die betroffenen Patienten genasen in kurzer Zeit. Das schlichte Heilmittel Wasser beseitigte Hindernisse und Krämpfe und schaffte freie Bahnen.

Rheuma/Arthritis/Ischias: Knorpel von Knochen und Gelenken sollten viel Wasser enthalten, um ihre geschmeidige Gleitfähigkeit nicht zu gefährden. Wenn der Körper infolge ständigen Wassermangels diese Knorpel allmählich »eindickt«, ja oft ganz verschwinden läßt, so daß schließlich Knochen auf Knochen reiben und die umliegenden Nerven reizen, dann treten die furchtbaren Schmerzen des rheumatischen Formenkreises auf. Werden diese Schichten wieder mit Wasser aufgeweicht, lassen die Beschwerden allmählich nach.

Rückenschmerzen: So ähnlich ist es auch mit den Bandscheiben. Ihnen fehlen zwar die Blutgefäße, jedoch trocknen auch sie bei Wassermangel ein, zumal die ständige Gewichtsbelastung durch den Körper dazu beiträgt. Laut *Dr. Batmanghelidj* sollen sich die Bandscheiben wie ein Schwamm wieder voll Wasser saugen. Dazu empfiehlt er bestimmte Übungen, wie die folgende (anstrengende): in Bauchlage unter den Brustkorb und die Oberschenkel je drei dicke Kissen legen, so daß der Bauch durchhängt. So werden die Bandscheiben stark entlastet und können erneut Wasser aufnehmen.

Kalte Hände und Füße: Eine erheblich gesteigerte Durchblutung sorgt für warme Extremitäten [frierende Rohköstler gibt es nicht]. Wasser allein sorgt durch die Aufspaltung in Sauerstoff und Wasserstoff für eine **starke Energieversorgung des Gehirns**, jeder Zelle und des ganzen Organismus! [Wer hat das schon mal gehört, daß Wasser **allein** Energie und damit Wärme zuführt? Dieser Satz sollte Zögernde sofort zu »Wassertrinkern« werden lassen!]

Krebs: *Batmanghelidj* geht davon aus, daß auch alle Formen des Krebses letztlich ihre Ursache im Wassermangel haben. Wenn Säfte (Blut und Lymphe) nicht jederzeit frei fließen können, um den Zellen Nahrung und Sauerstoff zu liefern sowie verbrauchtes Material und Kohlensäure ungehindert zurückschaffen zu können, entwickeln sich Krankheiten. [Siehe das Kapitel *»2500 km Blutgefäße weinen«* in meinem Buch »Willst Du gesund sein? Vergiß den Kochtopf!«]

Brustkrebs: Chronischer Wassermangel ist Streß für den Körper. Dadurch wird das Hormon *Prolaktin* gefördert, ein Auslöser des Mamma-Karzinoms. Ferner verändert Austrocknen die Aminosäuren-Balance, es dringen mehr DNA-(Erbgut-)Irrtümer in die Zellteilung ein – ein weiteres Indiz für Brustkrebs.

So geht es weiter mit Streß, Depression, Diabetes, Kopf- und Nackenschmerzen, Blinddarmentzündung, Kolitis, Allergien, Müdigkeit, Schwäche, Erkältungen, Spannungen, Alterungsprozessen usw. Kurz: Ein »ausgetrockneter« Organismus ist empfänglich für Krankheiten aller Art! Schließlich geht *Batmanghelidj* noch auf die Entstehung von Aids und anderen schweren Infektionen infolge Wassermangels ein. Dem Thema Aids hat er eine medizinisch-wissenschaftliche Arbeit gewidmet.

Freie Radikale: Neuerdings hören wir immer mehr von diesen »Radikalen«, die uns das Leben erschweren. Man kann sie mit fressendem Rost vergleichen, der durch Sauerstoffzufuhr gefördert wird. So können die freien Radikalen, die so weit gehen, daß sie die eigenen Zellen angreifen und vernichten, schwere Autoimmunkrankheiten verursachen. Kombinierte Vitamine A, E und C werden als wirksame Gegenmittel empfohlen. *Batmanghelidj* schreibt, **daß sich die freien Radikalen am besten und billigsten mit Wasser wegschwemmen lassen!** Werden wir deshalb heute von so vielen neuen Krankheiten befallen, weil wir schlicht »austrocknen« [siehe auch das Kapitel über Vitamine und Mineralstoffe in diesem Buch]?

Osteoporose: *Batmanghelidj* hält das im Wasser enthaltene Kalzium für »absolut sicher«. Durch eine ausgiebige Zufuhr der Kombination Wasser/Kalzium werde die Aufweichung von Knochen und Zähnen verhindert. Forschungen hätten ergeben, daß selbst hartes Wasser keinen Schaden anrichte. Im Gegensatz zur NH lehnt er destilliertes Wasser als »leer« ab, denn es entkalke bei Dauergebrauch die Knochen. Im gut funktionierenden Körper, dem ausreichend Wasser als Transportmittel zur Verfügung steht, werden alle unnötigen Stoffe wieder ausgeschieden. Das Einnehmen von Kalktabletten erachtet er als unnötig. [In dieser Hinsicht stimmt der Autor also nicht mit der

NH, der »Natürlichen Gesundheitslehre«, überein. Aber vielleicht müssen wir auch hier, wie im Falle der Vitaminergänzung, wie ich sie 1992 beim Kongreß in Bad Godesberg andeutete, umlernen.] Erhitzen zerstört die Oberflächenspannung des Wassers wie die Spülmittel. [Ein Hinweis, daß wir Wasser so trinken sollten, wie es die Natur liefert! **Alle Lebewesen der Erde bekommen keine andere Flüssigkeit!**]

Wieviel und was sollen wir nun trinken? Als Minimum **zwei Liter täglich,** das sind acht Viertellitergläser reines Wasser. Er empfiehlt gewöhnliches, billiges Leitungswasser, kalt getrunken (warmes Wasser verweichlicht). Falls Chlor (wegen Abtötung von Bakterien) dem Wasser zugesetzt sein sollte, einen verschlußlosen Behälter voll Wasser in den Kühlschrank stellen. Das Chlor ist binnen 30 Minuten verflogen. Kein kohlensäurehaltiges Mineralwasser trinken: *Kohlensäure schädigt das Herz. Wir benötigen Sauerstoff.* Natürlich kannst Du auch stilles Wasser in Flaschen kaufen.

Eine Viertelstunde vor dem Essen ein großes Glas leeren, damit später beim Verdauen der Nahrung so viel Wasser zur Verfügung steht, daß es nicht von anderen Körperteilen abgezogen werden muß (siehe oben). Ein bis anderthalb Liter Wasser sollen »wie eine Dusche« über die Nahrung spritzen!

Gleich nach dem Aufstehen ein bis zwei Gläser Wasser als Auftakt trinken. Auch vor dem Schlafengehen solle man ein Glas Wasser trinken, dann sei der Schlaf noch tiefer. So hat man allmählich die acht Gläser verbraucht. Mehr Wasser muß bei Hitze und schweißtreibender Arbeit getrunken werden, ebenso bei Übergewicht: je 25 Pfund ein Glas mehr! Zwei Liter sind Minimum, mehr ist besser!

Bei einem *aufgeschwemmten Körper sind Diuretika, Kalzium- und Betablocker unnötig – Wasser ist das beste wassertreibende Mittel. Medikamente heilen nicht die Ursache der Krankheiten. Die Zellzerstörung nimmt ihren Fortgang.*

Können wir nun so ohne weiteres zu dieser zusätzlichen Was-sermenge übergehen? NEIN, denn alle Körperteile sind ausge-trocknet, sie müssen sich erst wieder daran gewöhnen. Der Körper soll wieder etwas aufschwemmen und dennoch über-flüssiges Körpergewicht auf die Dauer ganz von allein verlie-ren. Das bestätigen auch Leserzuschriften. Trotz viel Wasser und Salz verloren Patienten 30 bis 50 Pfund überflüssiges Fett, unterstützt durch einen halbstündigen schnellen Fußmarsch morgens und abends. **Körperbewegung aktiviert im Gehirn fettabbauende Enzyme, die zwölf Stunden wirken!**

Es kann ein *Problem* werden, wenn die Nieren nicht mehr richtig arbeiten und sich Wasser in der Lunge ansammelt. Wer geschwollene Knöchel oder Tränensäcke hat, sollte die getrun-kene Wassermenge und die Harnausscheidung messen. Kön-nen die Nieren das zusätzliche Wasser verarbeiten, dann lang-sam weiter steigern. Der Harn sollte hell sein, damit die Nieren nicht in einer konzentrierten Brühe schwer arbeiten müssen. Funktionieren die Nieren wieder, dann bekommt ihnen die empfohlene Wassermenge sehr gut. [Ich empfehle auch hier, sich mit dem Hausarzt oder Heilpraktiker in Verbindung zu setzen, um eine medizinische Überwachung zu gewährleisten. Bestehe darauf, daß sie keine Medikamente verschreiben, son-dern **immer zuerst** nur die Wasserwirkung kontrollieren!]

Für die Haut ist Wasser die ideale Erneuerung, die Feuchtig-keit von innen beseitigt Falten besser als Cremes von außen. Eingetrocknete, zerknitterte Gesichter sind doch offensichtlich deutliche Hinweise auf einen total ausgetrockneten Körper! *Wasser* hält die Oberflächenspannung aufrecht, das Zellgewe-be zusammen und festigt Muskeln und Haut!

Und nun kommt die große Enttäuschung für viele Genießer: Kaffee, Tee, Kakao, Schokolade, Cola und ähnliche Softdrinks, also alle koffeinhaltigen Getränke, trocknen den Körper aus! Wer meint, auf eine Tasse Kaffee oder Tee nicht verzichten zu können, muß diesen Luxus mit der zwei- bis dreifachen Menge

Wasser kompensieren. Deshalb wird in zahlreichen Cafés der Kaffee zusammen mit einem Glas Wasser serviert. Das gilt auch für Alkoholika jeder Art, die den Organismus ebenfalls austrocknen (daher der Nachdurst am anderen Morgen).

Man sollte immer ganze Produkte essen, keine Teilnahrungsmittel, folglich auf Frucht- und Gemüsesäfte als Wasserersatz verzichten. Sie sind Nahrung und gehen einen ganz anderen Weg. Die plötzliche Überflutung mit zuviel Fruchtzucker und Kalium macht dem Körper schwer zu schaffen. Wer kein frisches Obst ißt, kann höchstens ein Glas frisch gepreßten Orangensaft trinken, mehr kann der Organismus nicht verarbeiten. Keine haltbar gemachten Säfte trinken. *Zuviel Fruchtzucker auf einmal zwingt die Bauchspeicheldrüse zur Insulinüberproduktion, um den zu hohen Zuckerspiegel im Blut wieder abzubauen.* **Insulin erzeugt aber *künstlichen* Hunger, damit wieder neuen Essenszwang, wieder Hunger.** Auf diese Weise entwickelt sich die Freßsucht – ein Teufelskreis, der sich nur schwer durchbrechen läßt. Wenn die hierbei angesammelten Kalorien nicht durch körperliche Betätigung abgebaut werden, **erzeugen sie FETT.**

Ernährung und Bewegung sind keine ausreichende Unterstützung, wenn der Körper unter Wassermangel leidet. Ferner können Proteine und Enzyme ihre notwendige Wirkung nicht entfalten. Alles muß immer fließen! [Diese Sätze sind von enormer Bedeutung, weil wir uns zu eingehend mit den Nährstoffen beschäftigen, aber dabei das Wasser vernachlässigen!]

Fazit: Dank *Dr. Batmanghelidj* bist Du nun ausführlich über die heilende Wirkung des Wasser informiert. Du kannst sie an Dir selbst testen! **Wasser ist Gottes Wundernahrung und kostet NICHTS. Wir alle essen zuviel und trinken zu wenig!**

Über Ernährung äußert sich *Dr. Batmanghelidj* nur am Rande. Er wendet sich gegen die Überbetonung der Diät, weil auch die beste Schlankheitskur ohne reichlich Wasser nichts nützt. Bei

Diabetes sind selbstredend Wasser, Salz und Diät erforderlich. Jeden Tag empfiehlt er Karotten wegen des großen Beta-Karotin-Gehalts. Fette aller Art sollten stark eingeschränkt werden. Wir Vertreter der »Natürlichen Gesundheitslehre« praktizieren eine Ernährungsform, die 1822 von Ärzten in den USA entwickelt wurde und sich seitdem bestens bewährt hat. Es gibt nur 1,2 Prozent Vegetarier in Deutschland, darunter nur einige hundert echte Rohköstler; die Obstrohköstler bilden eine verschwindende Minderheit.

Obstrohköstler sind sicher nicht auf die von *Batmanghelidj* geforderte Wassermenge angewiesen, weil die saftigen Früchte ihren Bedarf zu einem gewissen Teil abdecken. Aber warum sollten nicht die nahezu 99 Prozent sich »herkömmlich« Ernährenden auch großen Nutzen aus dem Wasser ziehen? Sind sie nicht oft enge Verwandte von uns? *Batmanghelidj* vertritt die Ansicht, daß eine Verminderung der allgemeinen Krankenkosten um 60 Prozent (und das bei gutbürgerlicher Kost) zu erreichen wäre, wenn alle ab sofort *Wasserschlürfer* würden. Doch das dürfte wohl eine Illusion bleiben. Ich hoffe nun, daß ich dank der Unterstützung durch *Dr. Batmanghelidj* ein einigermaßen klares Bild von der Wichtigkeit zusätzlichen Wassertrinkens vermitteln konnte.

Gesunde Rohkost

Diese Ernährungsform ist zusammen mit einer sinnvollen Ergänzung durch Wasser, Vitamine und Mineralstoffe vielleicht das einzige Mittel, um risikovolle, schwierige Zeiten wie die jetzige unbeschadet zu überstehen.

Hunderte von Leserbriefen bestätigen mir, daß die von mir propagierte Ernährung mit natürlicher Frischkost ohne Verwendung des Kochtopfs richtig ist und beeindruckende Ergebnisse erzielt. Ihr großes Plus: Jeder kann sie sofort einer Prüfung unterziehen. Sei Dein eigenes Versuchskaninchen! Laß Dir keine Halbheiten von anderen vorkauen! Ob ein Medikament gewirkt hat, bleibt dagegen verborgen, denn es hat nur Deine Sinnesorgane unterdrückt; die zugrundeliegende Krankheit schwelt aber weiter. Immer wieder sind wir versucht, die Anstrengungen unseres Körpers, zu reinigen und damit automatisch zu heilen, zu unterlaufen. Bitte, berichtet mir über Euren Erfolg.

»*Gesundheit gibt es nicht im Handel, sie wird erkämpft durch Lebenswandel!*« sagte der Autobauer Henry Ford. Erkämpfen, das ist das Stichwort! **Ersetze Feuerkost durch Rohkost!** Vergiß jegliches Zählen von Kalorien! Übergewichtige Rohköstler gibt es nicht. Ein Neunzigjähriger schrieb mir kürzlich, daß er sich mit der von mir empfohlenen Rohkost kerngesund fühle, aber bei 1,75 Meter Größe nur 120 Pfund wiege. Seine Freunde würden sich über seine *klapperdürre* Gestalt lustig machen. Ich antwortete ihm, daß er durch Hinzufügen von gekochten und gebratenen Kartoffeln zunehmen würde – doch soll man seine Zellzwischenräume mit schädlicher Stärke ausfüllen? Mein Großvater war ebenfalls ein »Strich in der Landschaft« und wurde 98!

Zu der letzten Fernsehdiskussion im Januar 1994, an der ich teilnahm, war auch *Prof. Rottka* von der Deutschen Gesellschaft für Ernährung (DGE – ich nenne sie *Gesellschaft für Mißernährung*) eingeladen worden. Ich bat den Professor, zunächst doch einmal die Naturkost selbst zu probieren, bevor er sich zu irgendwelchen Kommentaren hinreißen ließe. Seine Antwort: »*Ich probiere doch nicht jede Idiotie, wo kämen wir da hin!*« So bezeichnen also gelehrte Herrschaften die natürliche Lebensweise, aus der sich Mensch und Tier entwickelt haben – als **Idiotie.** Dabei hat gerade *Rottka* im Auftrag des Bundesgesundheitsamts Untersuchungen über Vegetarier durchgeführt – mit dem klaren Ergebnis, daß diese Gruppe in jeder Hinsicht gesünder ist. Der Professor sollte das Wort **Idiotie** also besser für seine persönliche Charakterisierung anwenden. Die Kommentare der Deutschen Gesellschaft für Ernährung sind *wissenschaftlich* getarnt. Wer steckt hinter dieser Organisation? Sie wird von den Beiträgen ihrer Mitglieder und der Bundesregierung finanziert. Die Mitglieder sind im wesentlichen Repräsentanten der Nahrungs-, Fleisch- und Milchindustrie. Es fehlen auch nicht die theoretisierenden Pseudowissenschaftler. Hier kommt das alte Wort *»Wes Brot ich ess', des Lied ich sing'!«* voll zur Geltung.

Die DGE und die Universität Gießen werden nicht müde, immer wieder Lügen über Rohkosternährung in die Welt zu setzen. Langfristige Rohkosternährung, wie 75 Prozent Obst, 20 Prozent Gemüse und 5 Prozent Nüsse (genau meine Empfehlung, ohne daß ich genannt werde) soll Eiweißmangel, allgemeinen Nährstoffmangel, Vitamin-B$_{12}$-Mangel, Ausbleiben der Regel hervorrufen. Besonders Schwangere und stillende Mütter werden gewarnt. **Alles Unsinn!** Ich kenne inzwischen etliche gesunde Mütter mit gesunden Rohkostkindern. Und daß Rohköstler zu sportlichen Hochleistungen fähig sind, ist mittlerweile erwiesen. Diese blasierten Herren, die ausschließlich Rohkost nie probiert haben, sondern nur klugscheißern, sollten sich einmal das bereits erwähnte Buch von *Dr. Ralph Bircher, »Hochleistungskost«,* **eingehend** zu Gemüte führen. Auch *Dr. Bircher* beklagte sich unentwegt über die Unvernunft irgendwelcher angestaubten Theoretiker. Einer plappert es dem anderen nach.

Wenn die Richtlinien der DGE stimmen sollen – warum steigt dann die Todesrate bei Herz- und Krebskranken weiterhin stark an? Hat diese Institution nicht mitbekommen, daß der Krebstod bereits bei jedem dritten eintritt und bei Kindern und Jugendlichen an erster Stelle steht? Sei äußerst skeptisch gegenüber allen Informationen, mit denen die DGE die Menschheit beglückt. Wenn die von ihr lancierte totgekochte *Basis-4-*

Ernährung so gesund ist – wo bleiben ihre Ergebnisse? Die Natur braucht sich nie zu widerrufen.

Die Propaganda der DGE für eine abwechslungsreiche, ausbalancierte **Basis-4**-Ernährung aus dem Kochtopf ist also nichts weiter als Augenwischerei. **Das ist Volksverdummung!** Auf diese Weise werden wir ja gerade aus dem Gleichgewicht geworfen. Tiere fressen mit Vergnügen ihre Monokost. Trotz der vom Menschen verursachten Umweltverschmutzung erreichen sie gesund ihr von der Natur vorgesehenes Alter – ohne Medikamente und Krankenhaus. Deine Lieblinge, Hund, Katze, Wellensittich, und die eingesperrten Schlachttiere gehören nicht dazu. Sie können ohne Tierarzt nicht mehr leben und bekommen ähnliche Krankheiten wie der Mensch, beispielsweise Krebs und Fettsucht.

Es ist unverständlich, daß die Bundesregierung die DGE noch mit unseren Steuergeldern unterstützt. Leider berufen sich auch die Verbraucherverbände und die Zeitschrift »test« auf sie. Die Verbraucherverbände, die ebenfalls mit öffentlichen Geldern finanziert werden, verführen mit Parolen, die ihnen von der DGE geliefert wurden, bereits unsere Schulkinder zu einer falschen Ernährungsweise. Wenn unsere sogenannten, sich ständig bekriegenden Ernährungsexperten noch so weit von der echten Erkenntnis gesunder, natürlicher Lebensweise entfernt sind – was wollen wir dann von der breiten Bevölkerungsschicht erwarten?

Der richtigere Weg wäre die Initiative von zwei Ärzten aus der Slowakei. Sie waren von meinem Buch »*Willst Du gesund sein? Vergiß den Kochtopf!*« so begeistert, daß sie um Übersetzungsrechte baten. Sie haben sich zum Ziel gesetzt, diese Naturlehre bereits in den Schulen durchzusetzen. *Inzwischen gibt es je eine Übersetzung in tschechisch und in slowenisch. Eine spanische Ausgabe ist in Vorbereitung.* Je umfang- und abwechslungsreicher Du Dich ernährst, desto mehr Verdauungsenzyme benötigst Du. Das weiß in Wirklichkeit jedes Kind, denn: *Nichts ist schwerer zu ertragen als eine Reihe von guten (eßreichen) Tagen!*

Wir wollen **vitale** Gesundheit erreichen und nicht gramgebeugt oder mit Krücken ins Altenheim abgeschoben werden! Wir wollen keine **unnatürliche** Lebensweise, die mit **unnatürlichen** Methoden das Leben künstlich verlängert. Wir wollen keine **dekadente** Existenz mit einem vergifteten Organismus. Warum werden jährlich Waggonladungen an Schmerz-, Herz-, Antisäure- und Abführmitteln verkauft? Warum sind Herzkrankheiten, Diabetes, Krebs, Lungen- und Bronchialleiden, vorzeitige Senilität und früher Tod so häufig? Ich möchte **aktiv** am Leben teilnehmen können. Mit versteiften Gelenken, mangelndem Hör-, Seh- und Tastvermögen hat das keinen rechten Sinn mehr – besonders wenn man aus Bequemlichkeit und Egoismus der Nachkommen (Erbmasse) ins Alten- oder Pflegeheim verfrachtet wird und sich auf einmal im Rollstuhl wiederfindet. **Ältere, eßt Rohkost, ergänzt mit Vitaminen, und bewegt Euch tüchtig, damit Ihr lange Herr Eurer Entscheidungen bleibt und von niemandem, auch nicht von Euren Kindern, abhängig werdet.**

Die einzige Kur, die ich anerkenne, ist die Befreiungskur von schlechten Gewohnheiten! Laß Dich von ihnen nicht mehr unterjochen. Ich kann für Dich weder essen, schlafen noch Übungen durchführen. Dafür bist Du schon selbst zuständig. **Gesundheit fängt daheim an. Dein Zuhause ist der ideale Platz für die preiswerteste Kur.**

An dieser Stelle möchte ich eine Bitte loswerden: Richtet keine medizinischen Anfragen an mich, mir ist es von Gesetzes wegen nicht erlaubt, diese zu beantworten. Das darf nicht einmal der Arzt, er muß den Patienten von Angesicht zu Angesicht sprechen. Doch wer dieses Buch liest, weiß sowieso, was er zu tun hat. Über Erfahrungsberichte würde ich mich freuen, andere können davon nur profitieren. Mittlerweile hat sich ein großer Schatz von Leserbriefen angesammelt. Im Anhang werde ich noch einmal auf wichtige Fragen eingehen.

Große gesundheitliche Fortschritte stellten sich bei den meisten sofort ein. Wer nur Früchte ißt, nimmt zunächst einmal rapide ab. Er fühlt sich plötzlich leicht und beschwingt. Und jetzt passiert's: Der Rückfall schlägt zu. Der latent in Dir wohnende *falsche* Mensch wird aktiv, weil er seine durch Hitze zerstörte Abfallkost vermißt. Doch Deine wieder erstarkenden gesunden Zellen beginnen sich gegen diesen Unhold zu wehren. Hoffentlich bist Du nun soweit, die Signale Deines Körpers richtig zu deuten.

Da wollen mir doch tatsächlich manche Anrufer weismachen, das Obstessen sei für ihre fortbestehenden Leiden verantwortlich und nicht die eigene Schwäche, der alten Schlechtkost nicht konsequent widerstehen zu können. Bei genauerem Nachfragen meinerseits kommt es dann knüppeldick: Brot mit Käse (die schlechteste Kombination) wird nach wie vor gegessen, auch eine tägliche warme Mahlzeit »gehört einfach dazu«! Haferbrei schmeckt morgens doch so gut! Und ist denn eine Tasse Kaffee wirklich schon so schlimm? Und: Bei Einladungen muß man schon aus Rücksicht auf die Gastgeber *etwas* mitessen. Aus ganz Europa bekomme ich solche Anrufe! Ja, das Obst wird zum Schuldigen abgestempelt, nicht die eigene Haltlosigkeit, zu deren Förderung nicht selten Verwandte und Freunde mit wohlmeinenden Ratschlägen beitragen.

Natürlich kann jeder bei dem riesigen Angebot und den vielen Verlockungen einmal schwach werden. Jedoch sollte das Verhängnis auf dem Fuße folgen. Wenn Du solche Kost ohne Probleme verträgst, dann muß ich Dir leider sagen, daß Du noch meilenweit von richtiger Gesundheit entfernt bist. Der Organismus eines Gesunden reagiert prompt. Kehre nach dem »Sündenfall« sofort zur Naturkost zurück und verzichte auf die nächsten Mahlzeiten, damit sich der Körper umgehend von den neu angesammelten Stoffwechselschlacken befreien kann. Doch ohne solche »Schwächeanfälle« geht alles viel leichter nach dem Grundsatz: *»Enthaltsamkeit ist leichter, als in Maßen zu sündigen!«*

Wer von Gesundheit redet, sollte weder rauchen noch trinken, erst recht nicht Übergewicht mit sich herumschleppen! Es ist aber eine Schande, die beste Kost der Erde für eigenes Fehlverhalten zu verdammen! Manche vorher überradikale Autoren machen es leider mit ihrer Kehrtwendung vor, sie werden mit ihren eigenen Problemen nicht fertig und suchen Anhänger, die sie allzugerne auf ihrem weichen Weg begleiten. Solche »Wendehälse« bekommen auf Kongressen von der kritikunfähigen Menge gar noch Beifall für ihre Vorträge. Es tut ja so gut, wenn auch andere sündigen und krank werden. So ist einem jedenfalls die Gefolgschaft sicher.

Eine Bekannte sagte mir, sie könne keinen Apfel vertragen. Warum wohl nicht? Ihre übersäuerten Eingeweide werden mit dessen schwacher Säure, die sich im Laufe der Verdauung zu Base verwandelt, nicht mehr fertig. Was war für sie also zu tun? Ganz einfach: ihre Innereien einer Generalreinigung zu unterziehen. Noch einmal: Wem ein Käsebrot bekommt, der kann noch lange nicht von sich behaupten, daß er gesund und fit sei. NG-Anhänger essen kein Brot und erst recht keinen stinkenden, salzigen, schwerverdaulichen Käse. Den Vergleich zwischen einem *ausgeleierten Traktor und einer hochempfindlichen Maschine* habe ich schon weiter vorne herangezogen ...

> *»Krankheit ist die Anstrengung Deines Körpers, Dich gesund zu machen! ... Schmerz ist das Ergebnis ständiger Übertretung der Naturgesetze. Alle Leiden, die wir um uns sehen, sind das Resultat dieser vernachlässigten Gesetze!«*
> *(Dr. Shelton)*

Cholesterin – der geprügelte Stoff

Der derzeit an allen Fronten ausgetragene Kampf hat das lebenswichtige Cholesterin, das unsere Leber und alle Zellen selbst produzieren können, in Mißkredit gebracht. Cholesterin ist die Basis zur Bildung wichtiger Hormone. Doch wenn von ihm die Rede ist, so geht es im allgemeinen um den oft überhöhten Spiegel im Blut. Einige Forschungsergebnisse jüngeren Datums sprechen dafür, daß es auf die Höhe dieses Spiegels gar nicht so sehr ankomme, vielmehr beruhe das Problem auf der Regulierung der Insulinausschüttung und auf Angriffen durch die freien Radikalen. Beides wurde von mir schon angesprochen. Tiere fressen teilweise Fettmengen, die entsprechend viel Cholesterin enthalten. Dennoch haben sie weder überhöhte Cholesterinwerte im Blut noch Ablagerungen in ihren Arterien. Der Grund dafür ist, daß Tiere nur **rohes** Fett fressen, das sich nicht ablagert. Wir Menschen jedoch verzehren ausschließlich stark hitzebehandeltes Fett. Das ist eine sehr wichtige Grundkenntnis. Ich erinnere daran, daß bei Kriegsende der durchschnittliche Cholesterinspiegel nur 140 mg/dl betrug. Heute werden Werte zwischen 220 und 300 mg/dl noch als normal angesehen.

Zu hohe Fettspiegel (einschließlich Cholesterin) und Blutdruck lassen sich am schnellsten *ohne* Getreide senken! **Das ist für die meisten neu. Wie kann das *gesunde Brotgetreide* den Fett- und damit den Cholesterinspiegel beeinflussen?** In der deutschsprachigen Literatur ist nichts darüber aufzutreiben. Wieder mein Rat: Führe den Selbsttest durch, dem ich mich bereits Anfang der siebziger Jahre unterzog. Ich neige erbbedingt zu erhöhten Blutfettwerten. Zu damaliger Zeit legte man nur Wert auf den Gesamtfettspiegel im Blut. Die verschiedenen Cholesterinarten, wie HDL, LDL oder VLDL, waren zu diesem Zeitpunkt noch unbekannt. Trotz pflanzlicher Kost wollte mein Spiegel nicht unter 1200 mg/dl fallen. Auch der Cholesterinwert blieb hoch.

Was habe ich nicht alles ausprobiert! Ich erhöhte den Roh-kostanteil. Ich ernährte mich zwar vegetarisch, war aber noch lange kein Rohköstler. Dann ließ ich alle Milchprodukte, wie Käse und besonders Quark, weg, weil ich annahm, deren Fett aus den Milchprodukten sei der Übeltäter. Auch auf Butter verzichtete ich vollends. Auf die Scheiben Brot wurden Bana-nen oder Apfelmus gestrichen. Nichts änderte sich – im Gegen-teil: Manchmal fielen die Werte noch höher aus als vorher. Die Laborversuche wurden wegen der mageren Ergebnisse fru-strierend. Dann erinnerte ich mich an *Walter Sommer* und strich sämtliche Brot- und Getreideprodukte von meinem Spei-seplan. Die große Überraschung: **sofortiger Rückgang von 1200 über 800 auf 670 mg/dl** (Milligramm in einem Deziliter Blut).

Hier lag also des Pudels Kern. Brot und Getreide erhöhen trotz gesunder Lebensweise erheblich den Blutfettspiegel. Ver-ursacht wird dieser demnach in erster Linie durch den Getrei-deschleim – sprich: Kleister – und nicht durch Fett allein. Auch hitzebehandeltes tierisches Eiweiß treibt den Cholesterin-spiegel nach oben, rohes tierisches und pflanzliches Fett nicht *(Dr. med. Dean Ornish in »Stress, Diet & Young Heart«, 1984)*. Die Folgerung daraus: Erhöhte Blutfettwerte, Cholesterin- und Neutralfette, also Triglyceride, kannst Du ganz schnell auf das richtige Maß »zurechtstutzen«, wenn Du alles aus Getreide, einschließlich den leider nicht gesunden Broten und Kuchen, von Deinem Speiseplan absetzt. Die Körnerkost ist zu 90 Pro-zent fetthaltig und ebenfalls hitzebehandelt. Auch die »gute« Butter ist keine Rohbutter mehr.

Kaum zu glauben? Ich sage es Dir immer wieder: Sei Dein eigenes Versuchskaninchen! Du wirst genauso erstaunt sein, wie ich es damals war, daß von solchen als gesund gepriesenen Nahrungsmitteln wie Getreideprodukten eine derartige Negativwirkung ausgeht. Das Meistervitamin C tritt auch hier in Aktion und hält das durch Hitze stark veränderte Cholesterin in Schach!

Es bestreitet niemand, daß Körner nährstoffreich sind, denn sie sollen ja als Samen einer neuen Pflanze zu einem kraftvollen Leben verhelfen. Erinnern wir uns an die gewaltigen Mehlstaubexplosionen, die früher häufig vorkamen. Darum hat ja gerade *Dr. Steintel* diese Körnerkost als kleine Atombomben im Körper bezeichnet, die unser Verdauungssystem auf die Dauer nicht zu bewältigen vermag. Möchtest Du die in sich geschmacklosen, harten Körner aber so kauen? Dann verwende Deine Zeit dazu und tue es den einstigen römischen Legionären gleich. Doch die Getreidekleie mit ihren scharfen Kanten schädigt die empfindlichen Darmwände. Es kommt aber nicht allein auf die Nährstoffe an, sondern auch auf ihre Verdauungsfähigkeit. Eingeweichte Körner sind schwer verdaulich, weil sie die Wirkungskraft der Verdauungsenzyme einschränken. Es ist überhaupt sehr fraglich, ob wir Grobstoffe in derart ausgiebiger Menge benötigen; und die besten und sanftesten sind sowieso in Obst und Gemüse enthalten. Die Muttermilch hat keine Grobstoffe, dennoch ist ein Säugling mit reichlich Stuhlgang »gesegnet«.

Leider betrachteten die Pioniere *Kollath, Bircher-Benner* und heute noch *Bruker* die Frischkost nur als Therapeutikum, als Heilmittel. Doch diese Herren irren gewaltig – Rohkost ist die allerbeste Dauerernährung! **Der Rohkost wird also von verschiedenen Seiten der Status als Heilmittel bei Erkrankungen zuerkannt. Nach Adam Riese müßte dann doch eine hundertprozentige Ernährung aus Rohkost die ideale Ernährungsweise sein! Ja, für die NH, nicht jedoch für diese Experten, die nichts dagegen haben, wenn man nach der Genesung wieder zur Kochkost überwechselt. Bis zur nächsten Krankheit? Beurteile selbst die Kurzsicht angeblicher Fachleute!**

Auf solch einfache Weise läßt sich das ganze *Lehrgebäude*

der Experten unterminieren! Diese Pseudolehrer wollen auch nicht das Beispiel *Tier* anerkennen. Aber sie lassen es zu, daß für Medikamentenversuche Tiere gequält und getötet werden. Millionen menschliche und tierische Vegetarier auf der Welt leben ohne konzentriertes Eiweiß. Sie müßten längst ausgestorben sein,wenn man die von sogenannten Ernährungsexperten entwickelte Eiweißlehre als Maßstab heranziehen würde.

Diese Pseudowissenschaftler predigen immerzu, daß streng vegan lebende Vegetarier Folsäure- und Vitamin-B$_{12}$-Mangelerscheinungen riskieren würden. Einen derartigen Unsinn werde ich gleich zurückweisen! Wir sollten hier zunächst die verschiedenen Kategorien der Vegetarier beschreiben:

- **Normalvegetarier:** verzichtet aus ethischen Gründen auf Fleisch, ißt vornehmlich hitzebehandelte Pflanzenkost.
- **Milchvegetarier:** fügt auch Milchprodukte hinzu.
- **Milch- und Eiervegetarier:** ernährt sich zusätzlich von Eiern.
- **Veganer Vegetarier:** lehnt alle tierischen Produkte aus dem Tiersektor ab, ißt aber noch die Pflanzenkost hauptsächlich gekocht.
- **Roh vegan lebender Vegetarier:** ißt nur frische, rohe Pflanzennahrung.

Normal-, Milch- und Eiervegetarier, die auf Fleisch verzichten, sich dafür aber zu einem hohen Prozentsatz von Körnerkost ernähren, leben nicht gesünder als Gemischtkostesser. Sie sind im Grunde genommen nicht als echte Vegetarier einzustufen, sondern vielmehr keine Fleischesser! Die gekocht essenden Veganer haben auch keinen großen Vorteil, kein Lebewesen mit Ausnahme des Menschen bereitet sich warme Mahlzeiten. **Wenn man demnach die vegetarische Ernährungsweise mit Normalkost vergleicht, sollte man nur die letzte Kategorie heranziehen. Sie erwies sich in allen Studien als die gesündeste und leistungsfähigste.**

Am gesündesten sind also die Rohköstler, die den Kochtopf ablehnen. Seit Jahrzehnten werden Angehörige der religiösen Bewegung »Gemeinschaft der Siebenten-Tages-Adventisten« in den USA wegen ihrer Ernährungsweise zu vergleichenden Studien herangezogen. Ohne Ausnahme werden die streng roh essenden Veganer als die gesündesten Menschen bezeichnet. Sie verzeichnen eine viel geringere Sterblichkeitsrate als ihre fleischessenden Landsleute. Im Vergleich zu diesen machen die Krankheiten Herzleiden, Diabetes, Eierstock- und Lungenkrebs nur einen Bruchteil aus. Irgendwelche Mangelerscheinungen, auch von Eiweiß, kennen sie nicht. In körperlicher Hinsicht stellen sie ihre hohe Ausdauer unter Beweis.

Wir haben auch in Deutschland viele gute Beispiele: wie das Ehepaar *Glaser*, das sich seit 1991 aus Gesundheitsgründen nur von rohem Obst und Gemüse ernährt. Vorher litten die beiden stets unter irgendwelchen Beschwerden. Seitdem gesundeten sie vollständig. *Harold Glaser* erstarkte derart, daß er sogar ein namhafter Triathlet wurde, dessen Leistungen Beachtung verdienten. So nahm er unter anderem am härtesten Triathlon-Wettbewerb der Welt teil: dem »*Ironman*« auf Hawaii. In zahlreichen Zeitungen und Zeitschriften waren positive Berichte über das Ehepaar zu lesen. Beide erklären ganz offen, daß sie sich weitgehend nach meinem Buch »*Willst Du gesund sein? Vergiß den Kochtopf!*« richten. *Ingrid Glaser* ist seit 1994 Hausfrau und Mutter eines Sohnes. Nicht die Vollwertkost war der Grund für den gesundheitlichen Aufschwung der *Glasers,* sondern erst der Wechsel zur totalen Rohkost.

Auch sie wurden mit den altbekannten Warnungen eingedeckt, sie würden schwere Mangelerscheinungen riskieren, wie Vitamin-B_{12}-, Kalzium-, Eisen-, Jod- und Eiweißmangel. Besonders Säuglinge und Babys seien davon betroffen. Sie ließen sich aber nicht beirren. Wer sich über sportliche Leistungen bei Rohkosternährung informieren möchte, sollte das Buch »*Hochleistungskost*« von *Dr. Ralph Bircher* lesen.

Derartige törichte und gemeine, bewußt verfälschende Warnungen werden in schöner Regelmäßigkeit von der DGE und der Universität Gießen unters Volk gestreut. Dank der »Experten« beider Institutionen würden in erster Linie Schwangere, stillende Mütter und Kinder unter mangelnder Ernährung leiden. Die Wirklichkeit sieht anders aus. *Barbara Simonsohn* aus Hamburg hat zwei Rohkostkinder. Ihr Kinderarzt bescheinigt dem Nachwuchs eine besonders stabile Gesundheit. Wenn diese »Experten« nur etwas Grips besäßen, dann müßten sie sich fragen, warum Tiere, die sich nur von Pflanzen ernähren, fähig sind, seit ewigen Zeiten eine solch gesunde Nachkommenschaft zu produzieren. Dagegen sind die degenerierten, mit toten Nahrungsmitteln sich über Wasser haltenden Menschen ohne die ihnen vom Arzt verschriebenen chemischen Medikamente nicht überlebensfähig. Wahr ist, daß alle den Rohköstlern angedichteten Krankheiten gerade bei Menschen auftreten, deren Nahrung aus totgekochter Mischkost besteht. Anämie und Leukämie sind Krankheiten der Fleischesser. Ich wäre diesen »Experten« dankbar, wenn sie mir einige der mangelernährten Veganer vorstellen würden.

Vitamin B12: Tatsache ist, daß in der Pflanzenkost lediglich Spuren dieses Vitamins enthalten sind. Aber Tiere, die sich nur von einseitiger Pflanzenkost ernähren, können es ausreichend bilden. Sein Vorhandensein im Fleisch der Pflanzenfresser ist längst wissenschaftlich erwiesen. Sind wir Menschen von Gott, unserem Schöpfer, derart primitiv ausgestattet worden, daß wir als Krone der Schöpfung nicht wie diese Tiere mit Hilfe der stets gegenwärtigen Darmbakterien das Vitamin B12 entwickeln können? Warum haben die Kirchenoberen nicht längst einen uns Menschen so sträflich vernachlässigenden Gott angeklagt? Alle umtanzen das *Goldene Kalb*, das heißt die Fleischleichen. Sie schlingen den leblosen, unbiologischen, salzigen und gewürzten Nahrungsbrei zusammen mit Kaffee,

Alkohol und unzähligen Pillen hinunter. Und darauf schmeckt ja eine das Lungengewebe zerstörende Zigarette besonders gut. Für wen reden diese geistig eingeschränkten Klugscheißer eigentlich? Nur Tiere sollen fähig sein, Vitamin B_{12} zu bilden? Müssen wir nun auch noch klügere Tiere essen, damit der Verstand klar wird? Welchem Götzen dienen diese Herrschaften?

Sollte Jesus wirklich eines Tages zurückkehren ... Aber das sagte ich ja bereits.

Rohkostvegetarier sind sehr wohl mit sämtlichen Vitaminen in ausreichender Menge versehen. Ich habe gar den doppelten Normalwert an Vitamin B_{12} im Blut. Selbst wenn bei jemandem eine diesbezügliche Unterbilanz festgestellt würde – wer sagt überhaupt, was *normal* ist? Da 99 Prozent der Bevölkerung die gutbürgerliche Kochkost bevorzugt, bestimmten diese sich ungesund ernährenden Menschen auch die Richtlinien. Und weil die »Experten« die gleiche Nahrung essen und die gleichen Krankheiten bekommen, sind für Rohköstler solche hypothetischen Werte unbedeutend. *T. C. Fry* bezeichnet die Warnung vor Vitamin-B_{12}-Mangel schlicht als *medizinische Flunkerei.*

Erheiterung löste in den Herbstwochen 1995 die Meldung der Gießener »Experten« aus, die Menstruation würde bei vegan lebenden Vegetarierinnen versiegen. Haben diese Leute sich nicht einmal mit den Primaten befaßt, die uns Menschen von sämtlichen Tieren am meisten ähneln? Die Menschenaffen kennen, wie alle Tiere in freier Wildbahn, keine Menstruation; sie ist Merkmal eines gekocht essenden, degenerierten Menschen. Nichtsdestotrotz bekommen Veganerinnen gesunde Kinder!

Was Fett alles anstellen kann

Weil es durch Erhitzung verändert wurde, ist Fett ein großes Gesundheitsrisiko. *»Fette aller Art kommen in der Natur nicht vor, selbst die ordinäre Butter nicht«,* sagte *Prof. Ehret.* Doch Überkluge versteigen sich zu Weisheiten wie: Man muß etwas Fett essen, weil sonst die fettlöslichen Vitamine nicht aufgenommen werden können! *Dieses in Laienkreisen kursierende Märchen wird leider auch von Pseudowissenschaftlern immer wieder genährt.* Wie können beispielsweise pflanzenfressende Tiere ohne Zufuhr von konzentriertem Fett so lange leben? Die kleinen Mengen hoch ungesättigter Fettsäuren in Früchten und Gemüse reichen als Lösungs- und Transportmittel völlig aus. Zudem sind kalt ausgepreßte (in Wirklichkeit durch Druck und Reibung ebenfalls heiße) Pflanzenöle nicht besser als Fett tierischen Ursprungs, wie Schmalz und Butter. Sie verstärken im Gegenteil die schädlichen freien Radikalen im Organismus. Die Fettsüchtigen sollten das wissen: *Spielend leicht kann unser Körper Kohlenhydrate in Fett und umgekehrt umwandeln, von daher bräuchte man kein Gramm isoliertes Fett zu essen. In Fett gebackene und gekochte Kohlenhydrate (wie sie zum Beispiel Kuchen, Pfannkuchen, Pizzas, Bratkartoffeln enthalten) sind die vorrangigen Dickmacher!* Unsere Organe können sogar aus fettarmen Früchten Fett produzieren, wenn es erforderlich sein sollte. Wer reichlich Früchte ißt, kann sogar wieder ein paar Pfunde zulegen; das ist bei **nur** Grünkost wegen ihrer Kalorienarmut und schlechteren Verdaubarkeit nicht möglich!

Gekochte, gebackene und fritierte Fette in Stärkeprodukten sind gefährlich, schwer verdaulich und erzeugen Verstopfung, unter der die meisten Menschen leiden. Das passiert nicht mit dem natürlichen Fett in Möhre, Nuß oder Avocado, die man als Rohkost verzehrt. Merke: Hitzebehandelte Fette lassen sich ohne Lösungsmittel kaum aus der Pfanne entfernen. Naturfette aus der Frucht kannst Du mit einem Tuch vom Teller wischen, sie sind wasserlöslich! Iß eine Avocado aus der Hand – hast Du hinterher fettige Finger?

Fette sind für die schlechte Verdauung der gegessenen Nahrung verantwortlich. Wir hüllen die Nahrungsmoleküle mit Fett ein. Jetzt müssen unsere Enzyme zuerst das Fett verarbeiten, bevor sie an die Nahrungsstoffe herankönnen. **Das bedeutet eine um 50 Prozent verminderte Verdauungsleistung!**

Einige Anhänger der Körnernahrung lehnen zwar richtigerweise Milch ab, doch das hindert sie nicht daran, ungeniert große Mengen Butter, Sahne und Käse zu vertilgen. Können diese Milchprodukte ohne Viehwirtschaft produziert werden? Ist die Buttererzeugung nicht auch vom Schlachthaus abhängig? Schau in die schwer in Mode gekommenen *Vollwertkochbücher* oder *Brukers »Gesundheitsberater«* mit ihren hochgelobten Rezepten. *Bruker* bekämpft unentwegt die *alte Schule,* die weißen Zucker und Mehl als raffinierte Teilnahrungsmittel verwendet. Aber sind Butter und Sahne keine Teilnahrungsmittel? Da bleibt *Bruker* stur und uneinsichtig, er läßt sich nicht die Butter vom Brot nehmen. *»Das Essen muß schmecken«,* lautet sein ständiger Kommentar. Er müßte ja auch alle seine Bücher korrigieren – das tut kein Autor, ohne daß ihn nicht schwerwiegende Gründe dazu zwingen. Wie alle Fette sind wärmebehandelte Butter und Sahne Hauptverursacher der Verkalkung und Fettsucht. Die **Vollwertrezepte** sind angereichert mit Mehlstärke, Honig (auch Zucker), Eiern und Fetten. Da diese Nahrungsmittel auch noch gebacken, gebraten und gekocht werden, kann man sie getrost **Gehilfen des Todes** nennen! Getreide hat die höchste Konzentration an Stärke, und darin liegt das Problem. Hitzebehandelt ist diese Mischung geradezu **bösartig.**

»Gepflegt essen gehen« ist *in. Es sollte besser heißen: »Gepflegt den Körper schädigen« ist in!* Der heutige Mensch ist praktisch

als **Allesfresser** zu bezeichnen, er ist zu einer neuen Gattung von Lebewesen mutiert! Er erhofft sich Gesundheit vom Schöpfer, obgleich dieser ihn mit allen Selbstheilungskräften versehen hat. **Er scheint offensichtlich die alte Weisheit vergessen zu haben, die da heißt: Hilf Dir selbst, dann hilft Dir Gott!** »Wenn ein Weg besser als der andere ist, dann ist es der Weg der Natur!« Zu Beginn entwickelst Du die schädlichen Gewohnheiten, und nachher wirst Du von ihnen beherrscht! **Lieber geht der Mensch zugrunde, als daß er seine krankmachenden Gewohnheiten ändert.**

Was fressen die Affen?

Genforschungen haben ergeben, daß wir Menschen zu 98,4 Prozent mit den Schimpansen übereinstimmen. Ich frage provokatorisch: Warum ernähren wir uns dann nicht so wie die Primaten, die sich vornehmlich an Früchten gütlich tun? **Wir könnten das, wenn wir nur wollten!** Auf der anderen Seite: Können wir uns an den Grünfutter fressenden Gorillas orientieren? Sehr schwer: Erstens ist das Zeug kalorienarm, und zweitens ist unser Organismus großenteils nicht auf die Verdauung von Blättern, Stielen und Rinden eingerichtet. Ein Gorilla vertilgt beispielsweise täglich etwa 60 Pfund der von ihm bevorzugten Sellerieblätter. Die vorwiegend Früchte fressenden Orang-Utans und Schimpansen stehen uns biologisch viel näher. Ihr Körperbau ist schlank und beweglich, während die Gorillas eher schwerfällig sind, sie können nicht einmal mehr auf einen Baum klettern.

Wenn wir auch anatomisch große Ähnlichkeit mit den Primaten haben, so sind wir dennoch keine Affen. Trotz falscher Lebensweise mit vorwiegend totgekochter Nahrung wird der

Mensch erheblich älter als seine tierischen Verwandten, die zudem laut den Forschungsresultaten von *Prof. Grzimek* viele Krankheitssymptome aufweisen. Es ist also nicht richtig, die Primaten als Vorbild für uns zu nehmen. Sie sind außerdem nicht so friedlich, wie sie auf dem ersten Blick erscheinen – Ausbrüche von Kannibalismus sind gar nicht so selten. Abgesehen davon können wir heutigen Menschen nicht den ganzen Tag auf der Wiese oder in Wäldern zum Essen von bitteren Blättern, Gräsern und Kräutern verbringen, wir müssen auch noch ein bißchen arbeiten. In bitterem Grünfutter sind manche sehr schädliche Alkaloide enthalten. Außerdem ist das scharfe Zeug ungenießbar. Ich wiederhole hier: Das Essen muß roh und frisch *gut schmecken, duften und aussehen!* Nichts davon trifft auf die Grünkost zu. In Zoos und in Fernsehsendungen ist mir folgendes aufgefallen: **Wenn den Primaten Früchte vorgesetzt werden, fallen sie gleich darüber her und lassen das Grünzeug liegen. Ein Hinweis, daß auch Menschenaffen Obst als Nahrung bevorzugen!** Wir Menschen haben ihre Lebensräume stark eingegrenzt oder zerstört. Immer ist es der Mensch, der schädliche Eingriffe in die Natur vornimmt. Im nachfolgenden Abschnitt über Kräuter wirst Du erkennen, daß sowohl Menschen als auch Menschenaffen dem Grünfutter nur unzureichend Nährstoffe entziehen können.

Warum keine Kräuter?

Wir wissen nun, daß auch Menschenaffen vorzugsweise Früchtefresser sind. Warum essen dann ihre Verwandten der Gattung *Homo sapiens* Pflanzen, die mitunter bitter, scharf und schlecht schmecken? Denn diese Kräuter dienten dem Menschen einst nicht als Nahrungsstoff, sondern als Heilmittel. Seit

Tausenden von Jahren werden Kräuter zur Behandlung von Krankheiten verwendet. Es heißt: Gegen jede Krankheit ist ein Kraut gewachsen. Bedauerlicherweise ist auch diese Volksweisheit ein großer Irrtum.

Jedes Mittel wirkt auf unseren Körper – seien es nun Kräuter, Drogen, Koffein, Alkohol oder Nikotin. Diese Wirkung wird als gesunde Erstreaktion definiert. In Wirklichkeit setzt Dein Organismus alles in Bewegung, um den Fremdstoff sofort wieder hinauszubefördern. Dadurch belastest Du Deinen Körper, der sowieso schon verzweifelt mit toter Kochkost kämpfen muß, zusätzlich. Keine speziellen, körperfremden Wirkstoffe, weder Kräuter noch Pillen, können irgendwelche Heilkräfte für ein spezielles Organ des Körpers aktivieren!

Alle »Kräuterheiligen« entdecken immer wieder irgendwelche »Wundermittel«. Sie nutzen die Leichtgläubigkeit ihrer Mitmenschen, die wie sie selbst ihre schädliche Lebensweise nicht ändern wollen, schamlos aus, indem sie mit leeren, unbewiesenen Versprechungen den Leuten das Geld bequem aus der Tasche ziehen. Sämtliche sogenannten Heilmittel, seien sie nun pflanzlichen oder chemischen Ursprungs, haben starke Nebenwirkungen und unterdrücken Symptome nur. »Heiler«, die solche Präparate anwenden, verschlechtern die Situation nur noch, weil sie den natürlichen Drang zur Selbstregeneration unterbinden. Der Körper kann nicht mit Drogen, Kräutern oder irgendwelchen Pillen gesund gepflegt werden.

Im Grunde genommen gehört die Kräutereinnahme zur Allopathie, einem Heilverfahren der Schulmedizin. Auch hier werden Symptome mit giftigen Medikamenten unterdrückt, die **nicht** die Ursache, die falsche Lebensweise, beseitigen. Kräuter und Medikamente erhöhen die schon vorhandene toxische Belastung Deines Körpers. Diese teure, unnütze Unterdrückung von Symptomen bezahlst Du mit starken Nebenwirkungen und früher oder später mit weiterer Schwächung. Alle

Kräuter enthalten giftige ätherische Öle und Alkaloide, die bei großer Dosierung mitunter lebensgefährlich sind. Selbst geringe Mengen können zu Erbrechen, Durchfall, Fieber, Kopfschmerzen und Spontanaborten führen. Weder Menschen noch Tiere verzehren bewußt bitter schmeckende Pflanzen. Auch Herbivoren wissen instinktiv, was ihnen guttut und was nicht.

Nun erklären Befürworter von Wildpflanzen, daß diese die zehnfache Menge Eiweiß gegenüber Gartengemüse enthalten. Was wir in erster Linie als Energiequelle benötigen, habe ich gleich zu Beginn gesagt: Kohlenhydrate! Und Früchte liefern zu 90 Prozent sofort aufnahmefähige Kohlenhydrate. Ob Tieroder Pflanzeneiweiß – weder das eine noch das andere versorgt uns mit Energie! Der Körper verwendet zuerst immer Kohlenhydrate und Fette als Energieproduzenten. Wenn er dafür den Körperrahmen, also Muskeln und Sehnen, abbauen muß, wären wir bald zum Skelett abgemagert. Wir bekommen alle schon zuviel Eiweiß – genug ist genug! Die bereits erwähnten Forschungsergebnisse von *Prof. Wendt* können dies nur bestätigen.

Kräuter und Gewürze dienen doch lediglich dazu, die durch den Kochprozeß wertlos gewordene, fade Nahrung wieder schmackhaft zu machen. In Kräutern und stimulierenden Getränken sind die meisten Giftstoffe enthalten. Reifes, frisches Obst ist das einzige Nahrungsmittel, das keine Zusätze nötig hat. Auf eine Apfelscheibe würdest Du keinen Senf schmieren. Erinnern wir uns daran: Jede naturbelassene Nahrung muß ohne Bearbeitung gut schmecken, duften und aussehen. Kein Kraut erfüllt diese Forderung. Iß Dich doch einmal zu Testzwecken an Zwiebeln, Knoblauch, Wildpflanzen oder gar Pfeffer **mit Vergnügen** satt, »gönne« Dir also eine Mahlzeit, die nur aus einem Kraut besteht. Es gelingt Dir nicht, Du würdest Dich ganz schnell vergiften und übergeben. Aber genau so wirkt auch in kleinen Mengen dieses Gift, das Deine Freßsucht erhöht. **Gekochte, gewürzte Mahlzeiten machen freßsüchtig!** Wenn die verschiedenen Abfallbehälter des Körpers voll sind und überlaufen, dann setzt Dein Körper automatisch eine *Reinigungsaktion* in Gang – ob es Dir paßt oder nicht. Er muß zum rettenden Befreiungsschlag ausholen, weil Du sonst in relativ kurzer Zeit sterben würdest. Mit irgendwelchen bitteren, giftigen und miserabel schmeckenden Wildpflanzen heilen zu wollen, ist also ebenso trügerisch wie eine Behandlung mit chemischen Giften, weil Dein Organismus anstelle der Selbstreinigung nun gezwungen ist, sich zunächst von diesen zu befreien. Der Körper würde es schon anzeigen, wenn ein Medikament (welches auch immer) ihm guttäte. Ich sage dazu: Es ist eine weitere nicht erforderliche, gar äußerst schädliche Reaktion, die bei ständigen Wiederholungen Deinen Organismus zerstört. *Der Körper reinigt und heilt sich selbst. Er beseitigt von sich aus Schäden, die durch Gifte angerichtet wurden.* Deine Organe beurteilen *alles,* was nicht Nahrung ist, als Gift, das nach Möglichkeit sofort wieder entfernt werden muß. *Dr. John H. Tilden* meint hierzu: *»Neben den angesammelten Schlacken legen die giftigen Medikamente zusätzlich unsere Abwehr lahm.«*

Fastenärztin *Dr. Ingrid Olivet* aus Heide hat sich die heilende Wirkung von Obst für ihre Therapie zunutze gemacht. Nachdem ihre Patienten eine Woche lang nur Obst zu essen bekamen, stellten sie häufig fest, daß das eigentliche Fasten sich erübrigt hatte, weil ihre Beschwerden schon verschwunden waren. **Obst allein bewirkt also schon Wunder!**

Wer allerdings unter einer schweren Erkrankung leidet, von Medikamenten abhängig geworden ist, wie bei Herz- und Zuckerkrankheiten, sollte nichts auf eigene Faust unternehmen, sondern nur in Absprache mit seinem Arzt handeln.

Resultat: Kräuter sind gefährlich, sie unterdrücken Symptome lediglich und vermitteln eine Illusion von Gesundheit. Du zahlst neben dem saftigen, unnötigen Betrag für diese Präparate später den hohen Preis dafür, daß die Krankheitsursache dadurch lediglich verschleiert wird. Dir wird nur eine falsche Sicherheit mit dem Etikettenschwindel Naturheilmethode vorgegaukelt. Nicht alles, was natürlich ist, ist auch gesund. *Setze diesem Mythos von der heilenden Wirkung der Kräuter ein Ende.* Dein Körper läßt sich nicht mit irgendwelchen Mitteln kurieren, ob das nun »heilende« Pillen, Drogen oder Kräuter sind. Wenn der Patient **trotz** der Einnahme von Kräutern seine Gesundheit wiedererlangt, wird die Genesung der giftigen Pflanze zugeschrieben, während die **Selbstheilungskraft** des Körpers keine Beachtung findet. **Du wirst krank durch ungesunde Lebensweise. Kein Heilmittel vermag diese zu ändern, wenn Du wieder gesund werden willst. Plötzlich und unerwartet kommt gar nichts!**

Nur unnatürliche, totgekochte Nahrung muß mit Fett, Salz, Pfeffer, Zwiebeln, Knoblauch, Essig und ähnlichen Zutaten »aufgebessert« werden. Alle sind gefährliche, schädliche Ergänzungsmittel, die langfristig Deinen Körper gefährden und schließlich zerstören. In keinem Falle üben sie eine »heilende Wirkung« aus. Deine Zellen können den Gestank des giftigen Knoblauchs nicht aushalten, seine toxischen Substanzen Allicin und Senföl werden sofort über alle Poren wieder ausgeschieden. Ich treffe immer noch Gesundheitsfanatiker, die einen penetranten Knoblauchdunst verströmen. Man kann an diesen Knoblauchprodukten wohl prächtig verdienen.

> *»Etwas, das man in seiner ursprünglichen Form nicht essen kann, soll man nicht essen.«* (Mahatma Gandhi)

Immer wieder weisen sogenannte Fachleute für Ernährung darauf hin, daß man nicht alles roh essen kann, wie Bohnen, Linsen, Kartoffeln usw. Muß ich diese Produkte denn essen? Richten wir uns nach dem großen *Gandhi:* Lassen wir das Zeug liegen, das ohne Hitzebehandlung ungenießbar ist. Lernen wir ganz einfach von den Tieren, die in ihrer natürlichen Umgebung nur von ihrer gewohnten, einseitigen Frischkost leben! Es sind nicht die »kräftigen« Nährstoffe, die Dich ernähren, sondern die einfachen, leichtverdaulichen, unveränderten »Naturalien«. »Makronährstoffe« können sich als nachteilig erweisen.

Es kommt also nicht allein darauf an, was Du ißt, sondern auch darauf, was Deine Verdauungsorgane verarbeiten, was Dein Blut und Deine Zellen aufnehmen können! Überlasse die Weisheit der Nahrungswahl Deinem Körper. Darum: Heute sollest Du für den Rest Deines Lebens mit Rohkost beginnen. Beginne heute, morgen kann es zu spät sein!

Nur drei Dinge solltest Du zu Dir nehmen: reine Luft, sauberes Wasser und frische Nahrung, auf die sich unser Körper seit Millionen von Jahren eingestellt hat. Die Nahrung besteht vorwiegend aus Früchten und grünem Blattgemüse. **Früchte** enthalten das größte Energiepotential, das mit den geringsten Verdauungsverlusten sofort ins Blut und damit in die Zellen übergeht. Als **einzige** Lebensmittel, die nie schaden, gelten **Früchte** (Früchte = 90 Prozent Ausbeute, nur zehn Prozent Verlust, Gemüse = 70 Prozent Ausbeute, 30 Prozent Verlust, **Fleisch = nur 30 Prozent Ausbeute, aber 70 Prozent Verlust!**). Fleisch ist also ein Energieräuber. Was Du als »Kraft« zu verspüren meinst, ist nichts weiter als »Anregung« durch auflösende Leichengifte, wie bei Kaffee, Tee, Tabak oder Kokain. Sie gehen aber auf Kosten Deiner Lebensenergie!

Dr. med. Jackson, Autor des Buches *»Nie mehr krank sein«,* der mit 49 Jahren kaum die drei Stufen zu seiner Praxis bewältigen konnte, aber erst mit 93 Jahren beim Schlittschuhfahren tödlich verunglückte, urteilte über Früchte: *»Frische Früchte sind die besten Basenbildner, die wir kennen, und haben die Kraft, die Fäulnisbakterien (aus dem Verzehr tierischer Produkte) abzutöten, säuerliche Früchte mehr als süße. Frische Früchte* gehören zu unseren wichtigsten und besten Nahrungsmitteln und müssen Hauptbestandteil der ganzen Mahlzeit sein!« Der immer verfügbare Apfel zum Beispiel fegt also Zähne, Magen und Därme von schädlichen Parasiten leer und befreit Dich vom gefährlichen Speck!

Der Arzt und Chirurg *Dr. John H. Tilden* praktizierte in den ersten 25 Jahren mit herkömmlichen Medikamenten, dann 29 Jahre ohne irgendein »Heilmittel« erfolgreich bis zu seinem 90. Lebensjahr in Denver/Colorado. Für ihn existierte das Gift Medikament nicht mehr. Über Früchte und insbesondere den Apfel äußerte er sich wie folgt: »*Im Frühjahr und Winter sind Äpfel für alle, die sich unwohl fühlen, sowohl Medizin als auch Nahrung. Iß nur Früchte, und hier besonders Äpfel. Im Vergleich zu den Inhaltsstoffen liefern Dir Äpfel mehr Nerven- und Gehirnkraft als Weizen. Ist eine Generalreinigung notwendig? Dann vermeide jede Nahrungszufuhr und iß dreimal täglich nur Äpfel. Ist eine Frühjahrskur angebracht, so iß dreimal täglich nur Äpfel. Wünschst Du Idealergebnisse, dann STOP für Doktoren, Medizin, Operation und iß Äpfel.*

Belasten Dich Krankheiten? Sei nicht so töricht, Medikamente zu nehmen. Hast Du Verstopfung und Schmerzen im unteren Darmbereich? STOP für jede Nahrung bis auf Früchte. Was hat Deine Gesundheit zerrüttet? Geistige und körperliche Belastung über Deine Widerstandskraft hinaus! Oder ist Überessen Deine Gewohnheit und hast Du dadurch selten einen guten Tag? Dann unterbrich jede Arbeit und iß, bis Du Dich wieder wohl fühlst, dreimal täglich nur Früchte. Und vergiß nie: Der Apfel steht an der Spitze – sowohl als Nahrung als auch als Medizin!« Lies das *Tilden*-Buch »*Mit Toxämie [= Vergiftung] fangen alle Krankheiten an*« aus dem Waldthausen-Verlag.

Was unsere Gesundheit noch bestimmt

Reine (saubere) Luft, reines Wasser, innere und äußere Reinlichkeit, Schlaf, Ruhe und Entspannung, Geistespflege, Harmonie der Gefühle, Sonnenkraft, kräftige Bewegungen, zufriedenstellende Arbeit, angenehme Temperatur, kreative und nützliche Beschäftigung, gesicherte Existenz, friedfertige Umgebung, keine unnötige Aufregung! Diese »Utensilien« basieren aber nur auf gesunder Ernährung. Was in Deinen Mund hineingeht und von Deinen Organen aufgenommen wird, bleibt die Hauptgrundlage menschlichen Daseins.

Unsere Abstammung kennzeichnet uns als Früchteesser. Der bedeutende Anthropologe der *John Hopkins University* in Maryland (USA), *Dr. Alan Walker,* beschrieb in der *»New York Times«* vom 15. Mai 1979 seine sorgfältigen Analysen. Ihnen zufolge sind wir Menschen in prähistorischer Zeit Millionen Jahre lang Früchteesser gewesen – nicht *auch,* sondern *nur.* Die sogenannte »fleischfressende Natur des Menschen« sei reine Einbildung! Und wir seien biologisch Früchteesser geblieben. *»Was wirklich stimmt, wissen wir alle nicht, es bleibt zweifelhaft!«* zitierte *Prof. Ehret* einen Wissenschaftler. Der bekannte schwedische Philosoph und Ernährungsforscher *Are Waerland* erklärte uns 1955 in Bad Soden: *»Der Mensch hat mindestens 25 Millionen Jahre lang auf den Bäumen gelebt. Wäre er heruntergekommen, hätten die wilden Tiere ihn sofort aufgefressen!«* Der britische Zoologe *Prof. Alister Hardy,* ein Neodarwinist, stellt in seinem Buch *»Der Mensch – das betende Tier«* fest, daß die ersten Ansätze zur Entwicklung zu menschlichem Leben bereits vor anderthalb Milliarden Jahren begonnen hätten – und zwar in Gestalt einer baumbewohnenden Spitzmausart.

Die Evolutionslehre *Darwins* wird durch fortgesetzte Fossilienfunde immer mehr bestätigt. Alles Leben stammt aus dem Meer. Durch Auslese entwickelten sich die vielen Arten. Eine Überpopulation wurde durch »*Gefressenwerden, Krankheiten und Naturkatastrophen*« in Schach gehalten. »*Der Schöpfungsakt mit dem Einblasen des göttlichen Odems läßt sich nicht aufrechterhalten*«, schreibt *Hardy,* der angesichts der großen Schöpfung dennoch eine tiefe Religiosität nicht verleugnet. Ist der Gedanke an das unendliche Universum und das Erfassen des Wunders *Leben* nicht viel göttlicher?

Ich komme immer wieder auf einfache Selbstversuche zu sprechen. »Probieren geht über studieren«, heißt es doch. Zwei weitere unproblematische Tests:

1. Die normale Ruhepulsfrequenz eines Gesunden sollte 55 bis 60 Schläge pro Minute betragen. Erhöht sie sich nach dem Essen oder gar ständig auf 72 bis 80 Schläge, so war Dein Kostplan falsch. Auch eine allergische Reaktion läßt sich mit dieser simplen Methode ermitteln.
2. Der gesunde Mensch hat etwa 6000 weiße Blutkörperchen im Kubikmilliliter Blut, der sich von toter Kost Ernährende und Kranke aber bis zu 18 000! Weiße Blutkörperchen (Eiter) sind unser bestes Abwehrmittel. Jedoch schwächt eine ständige Erhöhung unsere Immunkraft. Du kannst das auch an der Hautfärbung erkennen. Ein Gesunder hat eine gut durchblutete, rosa Haut, ein Kranker ein Käsegesicht! Siehe die Experimente *Dr. Kouchakoffs:* Bei Rohkost werden die weißen Blutkörperchen nicht alarmiert, nur bei toter Kost.

Zusammenfassung: »*Wir sind in keiner Weise Fresser von Fleisch, Pflanzen, Körnern, Insekten, keine Allesfresser. Die Menschen besitzen eine spezielle Anatomie und Physiologie, die **nur** auf den Verzehr von Früchten ausgerichtet ist. Jede andere* *aufgenommene Nahrung wird viel schlechter verarbeitet. Beweis: Verdauungsstörungen bei jeder anderen Nahrungsaufnahme«. (T. C. Fry)*

Salate und Gemüse – wie sieht es damit aus? Natürlich können wir auch einen Teil Grünzeug essen. Der als Vorbild für gesunde Ernährungsweise geltende *Dr. N. W. Walker* (wer wird schon 116 Jahre alt?) prägte diesen Satz: *»Früchte reinigen den Körper, Gemüse baut ihn auf!«* Diese Feststellung ist nicht ganz korrekt, denn in der molekularen Zusammensetzung sind Früchte und Gemüse gleich. Beide enthalten alles, was unser Organismus benötigt. Blätter sind Teil der Baumfabrik, welche die herrlichen Früchte produziert. Gesünder, geschmackvoller ist das Verspeisen der Früchte, die Endstufe, nicht die bitteren Zwischenstufen.

In meinen Augen ist der radikalste Vertreter der »Gemüse- und Wildpflanzenzunft« *Franz Konz,* Verfasser des neuen, fast 1600 Seiten starken Buches *»Der große GesundheitsKonz«,* das im Universitas-Verlag erschien. Wir sind befreundet und stehen in ständiger Verbindung. Nur sage ich Franz immer wieder: »Dein Zeug schmeckt doch nicht.« Darauf erwidert er: »Mische es unter das Obst.« Wir sollen also nach ihm das herrlich schmeckende Obst mit seinem bitteren Zeug *verhunzen?* Sicher, wir können unsere Salatplatte durch einige wildwachsende Sorten ergänzen, wie etwa Löwenzahn, Brennesseln, Sauerampfer. Aber jeder wird bestätigen, daß dieses Grünfutter nicht gut schmeckt, es muß zumindest eine Salatsoße her. Alle bitteren Stoffe erzeugen einen Widerwillen – ein Hinweis, daß wir die Finger davon lassen sollen. Kräuter enthalten, wie bereits erwähnt, Alkaloide, die auch mit giftigen Substanzen durchsetzt sein können, also schädigen. Nichtsdestotrotz läßt sich die Tatsache nicht verleugnen, daß *Franz Konz* sich aus dem Krankenhaus schlich und seinen Magenkrebs mit seiner Methode selbst heilte. Er hat aber schon hinzugelernt:

Heute ißt er zu 75 Prozent Frischobst! *Konz* ist ein Verfechter alter Naturheilweisen. Aber es gibt weder eine Heilkunde noch irgendein Heilmittel. Allein der Körper heilt. Man muß ihm nur die Gelegenheit dazu geben und zurückkehren zu seiner arteigenen Ernährung. Sie besteht lediglich aus rohen Früchten (für mich vorzugsweise) und etwas Gemüse. Dennoch hat *Konz* viel mit uns gemeinsam: Auch er sieht den ganzen Organismus und nicht irgendein Detail daraus, und er vertritt die reine Lehre genauso radikal wie ich!

Bienenhonig wird als *Wundernahrung* bezeichnet. Er ist aber nur ein weiterer säurebildender, lediglich stimulierender Nahrungsstoff. Honig ist nichts anderes als extrem süßer Zucker mit sehr wenig Nährwert. Alle ihm angedichteten Wunder sollte man schnell vergessen. Es mangelt ihm an B-Vitaminen und Mineralstoffen, und er verursacht ebenso Karies wie weißer Zucker. *Hannah Allen* erklärt, daß Honig manche Säuren enthält, die für Menschen gefährlich sind. So macht die Mannitsäure den Honig in Kombination mit anderer Nahrung noch schädlicher als gewöhnlicher weißer Zucker. Honig wirkt sich negativ auf Verdauung, Zähne und Nerven aus. Er kann genauso zur Zuckerkrankheit führen wie alle anderen zu ausgiebig genossenen isolierten Kohlenhydrate. Die Bienen produzieren den Honig für ihre eigene Existenz, wir sollten ihn bei ihnen belassen. Diesen nützlichen Insekten ihre Nahrung wegzunehmen, ist nichts anderes als vermeidbarer Diebstahl. Wie viele andere Insekten erfüllen Bienen einen nützlichen Zweck für unsere Ernte: Bestäubung der Blüten. Der Mensch ist hier wieder der Störfaktor. Über den Honig werden auch die reichlich verwendeten Insektizide und Pestizide unseren Organen zugeführt.

In aller Welt wird den Deutschen ein Hang zur Übertreibung nachgesagt, dies findet seine Bestätigung in der Tatsache, daß wir weltweit den meisten Honig verzehren. Es ist kaum faßbar, daß einige Vollwertpäpste den Honig als ungefährlich und gesund bezeichnen. Daran magst Du erkennen, wie viele sonstige Ungereimtheiten aus ihren Federn stammen. Zucker als raffiniertes, isoliertes Kohlenhydrat ist schädlich, doch das ebenfalls konzentrierte, isolierte Kohlenhydrat Honig soll gesund sein? Eine solche Denkweise ist pervers!

Nüsse und Samen enthalten wertvolle Inhaltsstoffe: Fett, Eiweiß, Kohlenhydrate. Sie wären eine sehr gute Ergänzung zur Früchtekost, wie es einige Ernährungsforscher in den USA und Europa empfehlen. Jetzt kommt aber der Haken: Nach reichlichem Nußverzehr wirst Du eine gewisse Schwere im Magen verspüren. Der Grund dafür ist, daß die Natur der Nuß Antienzyme mitgegeben hat, die eine normale Verdauung der Nußinhaltsstoffe verhindern. Es sollte ja eigentlich eine neue Pflanze entstehen. Nur wenn **feuchte** Wärme hinzukommt, geben die Antienzyme die Wirkstoffe frei: Die Nuß kann keimen.

Wie bei den Hülsenfrüchten ist es natürlich möglich, Nüsse zum Keimen zu bringen. Dann hat sich das Produkt aber in Gemüse gewandelt – und das kann ich dann auch in anderer Form essen. Keime aller Art sind deswegen nicht zu empfehlen, weil beim Keimvorgang schädliche Pflanzenalkaloide gebildet werden. Außerdem schmecken sie nicht. **Ein kleiner Kompromiß: Kaue ein paar Nüsse (eine kleine Handvoll) zwischen den Mahlzeiten.** Mit keiner anderen Nahrung mischen!

Was ich hier über Nüsse sage, gilt für alle Samen, also auch für Körner. Nüsse schmecken gut, doch Körner schmecken nach nichts. Hitzebehandlung hebt die Antienzyme auch auf. Darum werden ja 96 Prozent der Körner gebacken und gekocht, Fett, Salz und Gewürze hinzugefügt. So entstehen die negativen Folgen, die ich beim Getreide schilderte. Die Anhänger der Vollwertkost lassen also die wertvollen Substanzen der Körner zum wertlosen Brei verkommen.

Kaffee, Tee, Kakao, Cola und dergleichen sind keine nahrhaften Flüssigkeiten, sondern völlig unnötige, zusätzlich belastende Stimulanzien. Weil Du beispielsweise am Morgen nicht so recht in Gang kommst, brauchst Du etwas zum Aufputschen. Das ist genauso, als ob ein Pferd erst mit der Peitsche angetrieben werden muß. Zwar reagieren Deine Nerven zunächst auf den Stimulator, die darauf folgende Erschlaffung läßt aber nicht lange auf sich warten. Verabreichst Du Dir jetzt weitere solcher »Dopingmittel«, so provozierst Du früher oder später eine totale Erschöpfung Deiner Nerven, die letztendlich in die Depression führt.

Bist Du nun reif für die Couch des Psychiaters? Nein, Du selbst kannst diesen Teufelskreis durchbrechen, indem Du durch starken Willen Deine Kaffee- oder Teesucht überwindest. Das ist nicht anders als bei der Befreiung von Alkohol- und Tabakabhängigkeit. Suche keine Hilfe bei anderen, sie ist **in Dir** immer vorhanden.

Sauerstoff

Tag und Nacht ist die Luft als Lebenselixier Dein wertvoller Helfer. Die Lungen sind das größte Innenorgan Deines Körpers. Tatsache ist, daß wir mit dem Einatmen der Luft gewichtsmäßig mehr konsumieren als Nahrung und Wasser zusammengenommen. Welches »Instrument« ist uns da eingebaut worden? Wir atmen automatisch, führen den Zellen über die Arterien Sauerstoff und Nahrung zu und leiten über die Venen Kohlendioxyd und den Abfall wieder ab. Das alles leisten unsere Lungen ohne Unterbrechung. Vom Herzen einmal abgesehen, sind die Lungen das wichtigste Organ. Wissen wir das zu schätzen? Nein! Die Raucher verunstalten die beiden Lungenflügel zu verrußten Lappen und verpesten die Nichtraucher noch mit. Wir führen den Lungen über das Blut keine lebendige Frischnahrung zu, sondern in aller Regel Totgekochtes, das die Lungenbläschen verstopft. Käsegesichter dokumentieren, daß unsere Lungen Abfall in Umlauf bringen! Die Haut muß Nahrung von innen bekommen und nicht von außen aufgeschmiert.

Ein wichtiger Tip (für diejenigen, welche die Möglichkeit dazu haben): Ich habe neben meinem Bett durch die Außenwand eine Frischluftöffnung (etwa 30 mal 60 Zentimeter groß) einbauen lassen, des weiteren in der Zimmerdecke einen Abzug übers Dach, der zusätzlich einen Ventilator enthält für den Fall, daß Frischluftzufuhr verstärkt werden soll. So habe ich ständig eine zirkulierende, frische, kühle Außenluft über meinem Bett. Falls es im Winter zu kalt werden sollte, drehe ich lieber einen Heizkörper auf, statt die Öffnung zu schließen. Sollte der Ostwind einmal zu stark blasen (bei Sturm), so kann ich diese Öffnung mit einer Klappe ganz oder teilweise schließen. Sie sollte außen mit Perlongitter versehen sein. *So kann ich meine Fenster geschlossen halten, habe weder wehende Gardinen, noch werde ich von Fliegen und Mücken im Zimmer belästigt.* Bei Neubauten sollten alle Räume auf diese Weise be- und entlüftet werden.

Bewegung an frischer Luft fördert die Atmung und die Durchblutung unseres Organismus. Wir atmen unablässig giftiges Kohlendioxyd aus und in verräucherten Räumen ebenso ständig wieder ein. Dieses Gas ist aber auch Bestandteil von kohlensäurehaltigen Getränken, Bier, gegorenen festen Stoffen und Flüssigkeiten, Backpulver, Hefebrot und -kuchen. Was machen wir? Wir leben zu 90 bis 95 Prozent drinnen und atmen stets von neuem die belastete Abfallluft ein. So ist diese schlecht durchlüftete Innenluft sehr viel gefährlicher als die scheinbar *verpestete* Außenluft, die alle Ökologen verdammen. Sie soll zehnmal schlechter sein, schreibt *Debra Lynn Dadd* in ihrem

Buch »*Nontoxic and Natural*«. Und *Dr. Walker* konstatierte über das Kohlendioxyd: Die Einatmung dieses Gases verursacht neben dem Genuß von zu vielen hitzebehandelten Stärkeprodukten die meisten Herzkrankheiten.

Zusammenfassung: Achte also Tag und Nacht auf frische, reine Luft und sorge für Bewegung im Freien, so daß Dein Brustkorb sich weitet und Deine Lungenflügel stets gut »durchlüftet« werden.

Stark belastende Körperübungen ohne Ernährungsumstellung sind gefährlich. So warnt der weltbekannte Aerobicpapst *Dr. Cooper* vor zu intensivem Training. Sein Freund *Fixx* und viele andere starben während und nach Dauerläufen. *Fixx* hatte total verstopfte Arterien. In seinem Buch »*Laufen*« betonte *Fixx* immer wieder das tägliche Ausdauertraining, dagegen sei die Ernährung nicht so wichtig. Diesen Irrtum mußte er mit seinem frühen Tod bezahlen. Moderate Bewegungsarten sind gesünder, wie Gehen, auch in höherer Schrittfolge, Schwimmen, Radfahren, Skilanglauf usw. »Komm in die Gänge«, der Mensch ist ein Bewegungstier. Die meisten sind heute faule Sitzmenschen geworden: im Büro und im Auto, vor dem Fernseher. Dabei vertilgen sie noch mehr überflüssige Kalorien als früher.

Verarbeitete, erhitzte Fabrikfette aus Pflanzen sind genauso schwer verdaulich, weil auch diese die Nährstoffe ummanteln. Unverarbeitete Naturfette in Nüssen und Avocados lassen sich dagegen wegen ihrer Wasserlöslichkeit leicht verdauen. *Dr. McDougal: »Von allen Makronährstoffen bei einer reichlichen Kost verursachen die Fette die größte Belastung für den Körper. Unsere Blutzellen klumpen dann aneinander. Der Blutfluß verlangsamt sich dadurch und verstopft die wichtigen Adern. So entsteht der hohe Blutdruck.«*

Das Säure-Basen-Verhältnis

Wir sollten vorzugsweise solche Nahrung zu uns nehmen, die ein Verhältnis Base zu Säure von mindestens 70 zu 30 Prozent, am besten 80 zu 20 Prozent, im Körper gewährleistet. Das hat der schwedische Biochemiker *Dr. Ragnar Berg* im Auftrag der deutschen Ärzteschaft Anfang der zwanziger Jahre durch umfangreiche Versuche ermittelt. Bei unserer heutigen Zivilisationskost ist das Verhältnis eher umgekehrt. Ich will Dir sagen, was ein basisches Milieu erzeugt: Früchte, Gemüse, direkt aus dem Euter der Kuh getrunkene Milch und Wasser. Alle anderen Nahrungsmittel sind immer säurebildend: besonders Kochkost, Fleisch, Fisch, Fette, Käse, Eier, Nüsse, Samen und sämtliche Körnerarten. Folgende Erkrankungen werden durch zuviel Säure verursacht: in erster Linie Verdauungsstörungen, rheumatische Beschwerden aller Formen, Gicht, Ischias, Magen- und Darmgeschwüre und schließlich Krebs.

Nun gibt es immer wieder kluge »Übersäuerungsschreiber«, die es nicht lassen können, Obst als säureerzeugend zu verunglimpfen. Erst kürzlich rief mich deswegen eine Holländerin an, die oft mit mir telefoniert und seit Jahren versucht, nach den Gesetzen der Natur zu leben. Durch wechselnde Meinungen läßt sie sich leider immer wieder verunsichern.

In meinem Buch »*Willst Du gesund sein? Vergiß den Kochtopf!*« habe ich seitenlange Kommentare von wichtigen Forschern wiedergegeben, welche die basische Endstufe von Obstkost unterstreichen. Natürlich ist Voraussetzung, daß Früchte **reif** sind und **immer auf leeren Magen** gegessen werden. Wer seinen Magen und seine Därme bereits mit gärender Mischkost vollgestopft hat, bekommt durch den Fruchtzucker aus dem Obst zusätzliche Probleme, weil dieser die Alkoholgärung verstärkt. Habe ich irgendwo geschrieben, diese tote, säurebildende Maische überhaupt zu essen? Wenn etwas gegessen werden soll, dann reifes Obst. Der Verzehr von unreifen Obst kann mit einigen nachteiligen Folgen verbunden sein. Wenn Du es verwerten willst, so dämpfe es. Sollte reifes Obst nicht zur Verfügung stehen, dann weiche auf Gemüse aus. **Ich kann es nicht oft genug wiederholen: Früchte allein und nur auf vollkommen leeren Magen genießen.** Wenn Du das nicht kannst, dann verzichte besser auf Obst. Wie oft beobachte ich, daß Früchte zu allem möglichen Mischmasch gegessen werden, sie sollen ja so gesund sein! Etwas Schlimmeres kannst Du Deinen Verdauungsorganen nicht antun. **In diesem Fall iß erst dann eine ganze Obstmahlzeit für sich, wenn nach der anderen Nahrung vier bis fünf Stunden verstrichen sind. Vermeide sowohl Obst als auch Obstsäfte zwischen den Mahlzeiten. Es ist eine gefährliche Unsitte, Obstsäfte schon morgens auf nüchternen Magen oder zu den Mahlzeiten zu trinken.**

Schlimm ist, daß diese »Apostel wider die Übersäuerung« keine Selbstversuche durchführen, sonst könnten sie nicht einen solchen Blödsinn verzapfen. Selbst bei wochenlangem Verzehr von ausschließlich Obst beträgt der ph-Wert des Urins 6,8 bis 7,2. Jeder kann das doch mit Indikatorpapier nachprüfen. Nach dem Essen von nur einer Scheibe Brot am Abend zuvor verringert sich der Wert auf 5,2 bis 5,6. Der »Pflicht«-pH-Wert für unser Blut beträgt 7,4. Der Schöpfer hat also bestimmt, daß unsere wichtigste Flüssigkeit, das Blut, immer im neutralen Bereich liegen muß. Es wird oft von Übersäuerung gesprochen, doch eine solche im wörtlichen Sinne gibt es nicht – andernfalls wären wir tot. Unsere übliche, übermäßige, vorwiegend säurebildende Nahrung aus dem Kochtopf ist ganz schädlich. Lungen und Nieren werden durch Säurekost ständig überlastet. Um diese Säure zu neutralisieren, muß unser Körper seine wichtigen Alkalireserven, wie Kalzium und Magnesium, angreifen. Wer meint, ohne Brot nicht leben zu können, sollte es anstelle von Butter, Käse oder Wurst mit vielen Salatblättern belegen, um die Brotsäure einigermaßen zu »entschärfen«. Das eine kümmerliche Blatt in einem Hamburger ist angesichts der voluminösen Säurekost, bestehend aus Fleisch, Käse, Fett und Brötchen, natürlich für die Katz! Das gleiche gilt für Pizzas, die einen weiteren Freßboom ausgelöst haben. Noch säurebildende Nudeln gefällig mit Tomatenketchup, der 45 Prozent Zuckersäure enthält?? **Am Baum der Erkenntnis gab es weder Brot noch Sandwich, noch Cervelatwurst!**

Jeder Schmerz ist ein Warnzeichen Deines Körpers, das Du nicht ignorieren darfst. Krankheit ist ein Überlebensversuch Deiner Organe, den Du auf keinen Fall unterlaufen solltest. Fast keiner der Bekämpfer der Säure kennt das oberste Gesetz natürlicher Ernährung für alle Lebewesen: Iß basenbildende Rohkost. Auch sie kommen vom säurebildenden Getreide und vom Kochtopf nicht weg, der die ursprüngliche natürliche Kost in eine leblose, säureerzeugende Masse verwandelt, die Ursache aller Krankheiten ist. Der Antisäuremann *Koch* versah gar jede Apfelscheibe mit Kalk. Versuch es einmal zu Testzwekken! Ein scheußlich schmeckendes Apfelstück ist das Resultat. *Koch* hat sich auf diese Weise eine richtige *Verkalkung* angegessen. Dabei wollte er mit 80 Jahren noch Schlittschuh laufen, ohne Stock gehen und gesunde Zähne haben. *Koch* wurde noch nicht einmal so alt! Die Anhänger seiner Antisäuremethode (AAM) nannten sich auch *Gesunde-Zähne-Klub.* Er selbst wurde ein kümmerliches Wrack mit einigen Zahnstummeln im Mund. Wer gegen die Natur arbeitet, kommt um! Der Säureflut im Körper darf nur mit reifem Obst oder frischem Gemüse begegnet werden und nicht mit anorganischen Mineralien, welche die Ursache noch verschärfen.

Dagegen verordnete *Dr. Walker* große Mengen Obst- und Gemüsesäfte. Diese würden am besten durch die verstopften Därme die Darmzotten zwecks Aufnahme der Nährstoffe erreichen. Wer als Antisäuremensch noch einen Kochtopf verwendet, ist von vornherein auf dem Holzweg! Da kann er sich noch so viele exotische Samenarten einverleiben.

Ich bin kein Freund von Obst- und Gemüsesäften. Wer *Walkers* Bücher genau liest, erfährt auch von ihm, daß das ganze Produkt immer besser ist! *Walker* hat die Säfte bei Kranken angewendet, bei denen auch nach Fasten und Darmreinigung die Nährstoffe aus fester Nahrung die Darmzotten nicht erreichten.

Bei einem Gartenbauarchitekt aus dem Ruhrgebiet hatten sich auch durch säurebildende Nahrung Magengeschwüre gebildet. Antisäuretabletten verschärften langfristig diese Symptome. Ärzte hatten Obst verboten. Nachdem er mein Buch *»Willst Du gesund sein? Vergiß den Kochtopf!«* in die Hände bekommen hatte, wechselte er radikal zu dieser Kost mit viel Obst über. Die Geschwüre verschwanden. Der gebürtige Dithmarscher wollte sich anläßlich seines Besuchs bei einer Schwester im Nachbardorf bei mir bedanken. Bei dieser Gelegenheit erzählte er mir, daß einer seiner Freunde wegen verstopfter Herzkranzgefäße Schrittmacher implantiert bekommen sollte. Die Operation sei allerdings überflüssig geworden, die Arterien seien wieder frei! Der Gartenbauarchitekt hatte ihn ermuntert, mich zu besuchen, um zu sehen, wie es mir geht.

Ich habe in einem meiner Bücher geschrieben, daß sich Sodbrennen ganz schnell mit sauren Zitronen und Grapefruits beseitigen läßt. Das können die Gegner der Obstkost selbstverständlich nicht begreifen. Sollen sie es doch wenigstens mal ausprobieren, damit sie kapieren, wovon ich rede!

Fett oder fit?

Natürlich ist *schlank und gesund* am besten. Das kannst Du ohne Kalorienzählen und Hungerqualen erreichen. Du mußt nur alle Modediäten vergessen, Dich mit dem Richtigen immer satt essen und Dich tüchtig bewegen!

Schau nur in die vielen Magazine, die sich mit Diätangeboten förmlich überbieten. Man hat den Eindruck, als wären in den Redaktionen dieser Zeitschriften nur noch Leute damit beschäftigt, jede Woche eine neue Diät zu kreieren. Daran erkennst Du, daß an unserer Ernährung etwas grundsätzlich falsch sein muß. **Und das ist die fett- und eiweißreiche, totgekochte Kost, gepaart mit mangelhafter Bewegung.** Es gibt natürlich auch kranke Dünne, sie essen ebenso falsch und oft mehr als die Dicken. Und die Dicken essen zu wenig vom Richtigen! Die Chemie stimmt beim Dicken nicht mehr, sein Stoffwechsel geht auf Sparflamme über.

Vor allem baust Du bei dieser elenden Hungerei auch Teile Deiner wichtigen Muskeln ab, wobei das Fett trotzdem im Muskel verbleibt. Fettarme Muskeln sind schlank und lang, verfettete rund und dick! Die Einschränkung von Kalorien macht Dich kraftlos: Wir wollen aber unsere Energie ständig steigern und dabei überflüssiges Fett verbrennen. Das läßt sich ganz einfach mit reichlich Rohkost und Bewegung bewerkstelligen. Auch wenn Du vorerst nicht bereit bist, voll auf Rohkost umzusteigen – diese Formel gilt für alle Menschen, auch für Normalesser: *das Richtige essen und sich kräftig bewegen.* Fette Menschen sind Bewegungsmuffel. Ihr Körper stellt sich auf diese Trägheit ein. Alles, was nicht beansprucht wird, verkümmert. Mit dem Verbrennen von Fett kommt automatisch der Bewegungsdrang zurück. Die Körperchemie stellt sich wieder auf Fettverbrennung um, wie bei den Dünnen. Wir sehen häufig dünne Männer und dicke Frauen und umgekehrt, obgleich diese Paare am gleichen Tisch fast das gleiche essen. Die Dünnen verleiben sich oft mehr ein als die Dicken. Bringe Deine Drüsenchemie wieder »auf Vordermann«. Wir tun den meisten Dicken unrecht, wenn wir uns über sie lustig machen. Dann werden sie aus Frust noch dicker. Fette Menschen tendieren zu immer mehr Fett.

Es ist natürlich kein Verbrechen, einmal auszuscheren, also zu **sündigen,** wenn der Druck zu groß wird. Du wirst aber bald merken, daß dieser **alte** vermeintliche Genuß Dir fade vorkommt, das Stück übersüße Schokolade im Hals kratzt und Dein Magen rebelliert. Du kehrst von selbst ganz schnell zur neuen leichten Rohkost zurück.

Was ganz wichtig ist: Wenn Du einmal auf reine Rohkost umgestiegen bist, kannst Du tote, gutbürgerliche Kost nicht mehr vertragen. Dein Körper wehrt sich sofort mit vielen Unpäßlichkeiten, besonders Verdauungsstörungen. Sündigst Du weiter, so stellt sich eines Tages Dein Körper wieder auf den alten Schlendrian ein: Er hat resigniert. Du fühlst Dich wieder wohl und schiebst alle Wehwehchen auf die Gesundkost. Dein Körper sucht immer einen Ausgleich. So arrangiert er sich notgedrungen auch vorübergehend mit Unrat wie Kaffee, Nikotin und Alkohol. Zuerst ermahnt er Dich mit akuten, dann mit chronischen Krankheiten. Daher solltest Du aus dem eben Gesagten lernen: *Solange Dein Organismus noch reagiert, ist Heilkraft in Dir. Erinnere Dich an die von mir geschilderten fünf Stufen der Erkrankung, sonst kann am Ende Krebs entstehen!*

Wenn Du etwas Falsches ißt oder Medikamente nimmst, muß Dein Körper diesen Dreck mit allen Mitteln wieder ausstoßen, um die Beeinträchtigung so gering wie möglich zu halten. Das geht nicht ohne Reibung und Erhitzung: Beide Begriffe tauchen in Medizinbüchern unter vielen verschiedenen Bezeichnungen auf. Sie haben aber alle die gleiche Ursache: falsche Ernährung und zu wenig Bewegung. **Wirken Pillen auf**

Deinen Körper? Natürlich, Du merkst die Nebenwirkungen. In Wirklichkeit ist das Dein Körper, der reagiert. Er will diesen giftigen Dreck sofort wieder ausscheiden! Das hält man fälschlicherweise für Heilung!

Es kommt bei dick oder dünn nicht darauf an, was der Zeiger der Waage anzeigt, sondern wie Deine Figur im Spiegel aussieht. Solange darin ein Doppelkinn, aufgeplusterte Wangen, mehrere Fettwülste am Bauch und dicke Oberschenkel erscheinen, bist Du noch zu fett. Sperre also Deine Waage in einen Abstellraum, sie frustriert nur. Nach der blöden Gewichtstabelle gibt es stramme Übergewichtige ohne Kugelbauch und Doppelkinn und schlanke, aber schlappe Dünne mit abgebauten Muskeln. Die Muskeln sind zum Bewegen da, besonders der kräftige Herzmuskel will beansprucht werden. Schlaffe Muskeln am Körper bedeuten auch Herzmuskelschwäche.

Dabei ist es ganz gleichgültig, auf welche Weise man sich bewegt. Am besten sind immer noch Gehen, Schnellgehen, Tanzen, Schwimmen, Radfahren und im Winter Skilanglauf. Du kannst diese Bewegungsarten dank der Hometrainer bis auf das Schwimmen jederzeit auch in der Wohnung durchführen. Wenn Du eine Treppe im Haus hast, steige rauf und runter, immer wieder. Später überspringe eine Stufe. Anstrengende Übungen, wie Jogging und Gewichtheben, sind, solange Du noch übermäßig an Gewicht zugelegt hast, nicht zu empfehlen. Es gibt auch gelenkige Dicke, aber die meisten sind träge. Dein Puls sollte sich für eine gewisse Ausdauerzeit leicht erhöhen, und Du kannst dabei ruhig ins Schwitzen geraten.

Der deutsche Arzt *Dr. Ernst van Aaken* war der Begründer des deutschen Langlauf- und Ausdauertrainings, das er mit großem Erfolg auch für Frauen einführte. Ich habe mehrfach mit ihm korrespondiert. Leider hat er hinsichtlich seiner Ernährung große Fehler gemacht. **Kräftiges Essen** bedeutete für ihn beispielsweise einige Spiegeleier am Morgen. Eines seiner

Hauptbücher trägt den Titel »*Programmiert für 100 Lebensjahre*«, die er mit seinem Tod im Alter von nur 73 Jahren weit verfehlte. Sein letztes, 719 Seiten umfassendes Buch »*Alternativ-Medizin durch Ausdauer*« (Mehr Wissen Verlag, Düsseldorf-Langen) erschien 1984 unmittelbar nachdem er gestorben war. Mit seiner Ausdauertherapie wollte er die meisten Erkrankungen heilen.

Aber Bewegung allein nützt nichts, siehe den frühen Tod des erwähnten bekannten amerikanischen Jogginghelden *Fixx*. Seine Herzkranzarterien waren trotz täglichem Ausdauer-Jogging total verstopft. **Arterien, die sich bereits zugesetzt haben, können durch sportliche Anstrengungen nicht gereinigt werden.** Im Gegenteil – der Infarkt tritt dann noch schneller ein. Wie soll das durch erhöhten Herzschlag ausgeworfene Blut auch die verkalkten Hauptschlagadern durchströmen? Zuerst muß immer der Körper von Ablagerungen befreit werden. Fette Totkost hat Deine Adern verstopft, fettfreie Rohkost macht sie wieder frei. Das ist zwar ein langsamer, letztlich jedoch erfolgreicher Prozeß. Du hast Dir Deine Ablagerungen auch nicht in ein paar Wochen oder Monaten angegessen – *angefressen*, wie *Prof. Roberts* sich ausdrückt. Man stößt bei Leuten, die sich in anstrengenden Sportarten betätigen, diesbezüglich leider auf totales Unverständnis. **Die Lebenserwartung von Leistungssportlern ist im übrigen nicht besonders hoch. Bewegung ja, 12 Minuten sollte diese bei stärkerer Anstrengung schon dauern, bei mittlerer 30 Minuten täglich.**

Bevorzugte Dickmacher sind: Zucker aller Art, einschließlich Bienenhonig, Fett in sämtlichen Variationen. Zucker und Fette sind Menschenwerk, der Honig wurde den Bienen geklaut. Wenn Du es nun fertigbringst, immer nur *eine* Nahrungsart je Mahlzeit zu essen, bist Du noch viel schneller satt und schlank: beispielsweise ausschließlich Kirschen, nur Erdbeeren, nur Äpfel, nur Birnen usw. 50 Prozent gemischte Kost bedeutet eine um die Hälfte schlechtere Verdauung. Das Hinein und Hinaus muß sanft – ohne Hilfsmittel, Anstrengung sowie ohne Magen- und Bauchdrücken – vonstatten gehen.

Der Mensch ist von seiner Erbanlage her ein Leckermaul, daher die Sucht nach Süßem, die sich besonders bei Kindern auswirkt. Süße leckere Früchte und im Winter Trockenobst stillen ausreichend dieses Verlangen. Isolierte Zucker und Mehle sind die größten Kalk- und Vitaminräuber. Hinzu kommen schädliche Fette aller Arten, wie glasklare Fabriköle und das Kunstprodukt Margarine. Ich zeige nur einmal auf, was heute in einem x-beliebigen Keksprodukt neuester Produktion vorhanden ist: *20 Prozent Weizenmehl, sieben Prozent Schokolade – Zucker –, gehärtetes pflanzliches Öl, drei Prozent Walnußbutter, drei Prozent Kakao, Eier. Ferner Backtreibmittel, Natriumhydrogenkarbonat, Natriumphosphat, Glukosesirup, Magermilchpulver, Salz, Aroma, Emulgator, Lezithin.* Für diesen Chemiedreck wirbt der Hersteller noch unverblümt auf der Packung: »Wir von X haben unser ganzes Können eingesetzt, um Y für Sie herzustellen, eine Auswahl herrlicher Gebäcksorten, reich an wertvollen Zutaten und mit einem Geschmack wie in guten alten Zeiten.« **Welche Freude für Deine Fettzellen!**

Hier hast Du die neben den durch Hitzebehandlung zerstörten Naturlebensmitteln »Kalorienbomben erster Güte«: Kuchen und Kekse, die auch so nebenbei geknabbert werden. Der ursprüngliche natürliche Geschmack wird von einem undefinierbaren Kleister übertüncht. So beginnt die Fettsucht. Fett verbindet sich sofort mit Deinem bereits vorhandenen Fett. Denn isolierte Fette, auch die ordinäre Butter, kommen in der Natur nicht vor. **Alle Fette sind menschliches Machwerk. Und sie haben dreimal so viele Kalorien wie Kohlenhydrate oder Eiweiß.** Wenn Du Fett einem Lebensmittel hinzufügst, und das geschieht doch täglich bei 90 Prozent aller Nahrungsarten, verringerst Du dadurch Deine Verdauungskapazität erheblich. Die Enzyme Deines Körpers müssen zunächst das Fett verarbeiten, weil es ihnen den Zugang zu den anderen Molekülen vorerst versperrt. Du kochst alles tot und ummantelst noch die Nährstoffe mit Fett, das erst im Dünndarm verdaut werden kann. Mund und Magen haben kein *Werkzeug* dafür. Du brauchst Dich nicht zu wundern, daß Bauch, Eingeweide und Schenkel an Umfang zunehmen und sich dieses kalkige Fett-Eiweiß-Müllgemisch an und in Deinen Arterien ablagert. Dein verfettetes Blut klumpt zusammen und kann die feinsten Gefäße nicht mehr passieren. Die Rohkost beschert Dir dünnes Blut, und giftige chemische Blutverdünnungsmittel werden überflüssig. Dein zähfließendes *Honigblut* hast Du durch Deine törichte Eßgewohnheit selbst gebildet.

Ich betone erneut, daß es ein Märchen theoretisierender Laborexperten ist, daß wir Fett für die fettlöslichen Vitamine benötigen. Leichtlösliche Naturfette sind ausreichend in natürlichen Rohprodukten enthalten. Es müssen anscheinend nicht nur die Verbreiter dieser Unwahrheit aussterben, sondern noch einige Generationen mehr!

Die Dünnen sollten nun nicht frohlocken. Gerade weil sie scheinbar alles vertragen können, sammeln sie noch mehr Gifte an als die Dicken. Sie handeln sich genausooft Infarkte von Herz und Hirn ein wie die Übergewichtigen. Übrigens haben sie ihre Figur nur ihrer Erbanlage zu verdanken. Sie sollten den Chromosomen ihrer Vorfahren noch heute ein Dankgebet widmen. Ich kenne viele Dünne, die beim Essen wie Scheunendrescher hinlangen.

Deine Fettwegschmelz-Devise muß also lauten: maximale Menge an Rohkost und viel Bewegung. Du brauchst keine Mahlzeiten auszulassen. Du benötigst immer Energie. Wann immer möglich, solltest Du Dich in sauerstoffreicher Außenluft bewegen. Dicke bewegen sich zu wenig.

Schalte um von einer Fettsammelmaschine zum Fettverbrennungsmotor. Vergiß sämtliche Modediäten und Laborwissenschaftler mit ihren ausgeklügelten Kalorienrezepten. Wirf alles in die Mülltonne und spare Dein Geld. Der Mensch hat Millionen Jahre ohne dicke wissenschaftliche Lehrbücher, Ärzte und Krankenhäuser überlebt. Wenn Du nicht bereit sein solltest, Dich umzustellen, dann ist es immer noch am besten: *Iß die Hälfte oder gar ein Viertel Deiner jetzigen Kost und laß Deine Muskeln nicht verkümmern!* **Wir essen heute alle zuviel, zu süß und zu fett!** Die Ärzte schwören ihren Eid auf *Hippokrates*. Es gab zu seiner Zeit kein einziges Medikament. Fasten, Kräuter und bescheidenes Leben waren seine Heilmittel.

Streß, Meditation

Wenn uns etwas Gutes widerfährt – dann brauchen wir noch lange keinen Kognak zum Wohlfühlen. Jeder weiß, daß Geist, Seele und Körper eine Einheit bilden. Schlechte Nachrichten, zuviel Lärm und Hektik stören uns gewaltig. Die schrecklichen täglichen Kriegsbilder im Fernsehen mit ihren Toten und Vertreibungen unschuldiger Menschen schädigen uns direkt auch körperlich. Dazu kommen die deprimierenden Meldungen über die vielen Morde aus Habgier, oft nur wegen ein paar Mark. Jugendliche Chaoten zerstören mutwillig Innenstädte und Läden. Ich glaube, wir sind auf dem besten Wege, uns US-amerikanischen Großstadtverhältnissen anzunähern.

Wir als einzelne können diese Situation schwerlich ändern, wenn sich nicht die ganze Gesellschaft wandelt. Dennoch müssen wir für den Lebenskampf fit bleiben. Das geht nur mit täglicher Meditation, mit einem gedanklichen Abstandnehmen von den Wirrnissen um uns herum. Es gibt viele Meditationspraktiken. Ich richte mich nach *Vimala Thakar* oder *Krishnamurti*. Sie empfehlen, daß wir unser Unterbewußtsein zur Ruhe kommen lassen und Kraft aus der gewonnenen Stille schöpfen. Versuche einmal, an nichts zu denken. Kommt ein Gedanke angeflogen, schicke ihn wieder fort. Wir neigen dazu, alles nach unserem eingeschränkten Verstand zu beurteilen. Unterlasse das in Zukunft. Setz Dich in einen ruhigen Raum, schließ Deine Augen, und lerne das Meditieren. Auf diese Weise findet Dein Unterbewußtsein und damit auch Dein Tagesbewußtsein zur Ruhe. Eine wunderbare Stille überkommt Dich. Ich kann heute selbst beim Autofahren oder bei der Arbeit so abschalten. Dennoch bin ich hellwach, um die Erfordernisse des Lebens, meine täglichen Pflichten, zu erfüllen. Ja, danach gelingt mir alles viel besser.

Wenn Ihr weniger fressen würdet ...

»Wenn Sie mit 50 der Herzinfarkt ereilt, ist dies zwar ein unerfreuliches, aber keineswegs unvorhersehbares Ereignis, bestimmt keine Verschwörung des Schicksals! Sie bezahlen lediglich für jahrzehntelangen Raubbau an Ihrer Gesundheit, erhalten einen Denkzettel für gedankenlose Ernährungsgewohnheiten, die Ihnen Ihre Koronarien eben nie recht verziehen haben.« Mit solch deutlichen Worten schockierte *Prof. Dr. William C. Roberts* sein Auditorium im November 1991 anläßlich eines Symposiums in Amsterdam.

In einem brillanten Referat ging der US-Amerikaner mit den modernen Lebens- und Ernährungsgewohnheiten scharf ins Gericht und hielt jedermann den Spiegel vor. Als Chefpathologe und Arteriosklerose-Experte an den renommierten *National Institutes of Health in Bethesda* hat sich *Prof. Roberts* im Laufe der Jahre so seine eigenen Gedanken zum Thema Koronargefäße (Herzkranzgefäße) und Cholesterin gemacht.

Der Hauptschuldige bist Du selbst. *»Wenn Sie glauben, Koronarsklerose sei ein degeneratives Leiden, das den einen schicksalhaft einholt und einen anderen ausspart, dann sind Sie auf dem Holzweg«,* formulierte es der Referent provozierend. *»Der Hauptschuldige sind Sie selbst, denn was Sie heute vielleicht als Angina pectoris plagt, haben Sie sich in jahrzehntelanger Kleinarbeit genußreich oder gedankenlos angefressen!«* Die Koronarsklerose (Verkalkung der Herzkranzgefäße) ist auch kein lokalisierter Prozeß, sondern trifft das Gefäß- und Koronarsystem diffus: Gut zur Hälfte findet der Pathologe – wenn er sich nur die Mühe macht – dichtes Fibrosegewebe in den Herzkranzgefäßen Koronarkranker, dazu noch zu 20 bis 30 Prozent lockeres Fibrosegewebe, macht zusammen etwa 75 Prozent fibröse Proliferationen (faserreiche Wucherungen des Fettgewebes), die in atheromatösen (breiartigen), fettüberladenen Gefäßpolstern ihren Ausgang nehmen.

»Schauen Sie sich doch nur einmal die Geschlechtsverteilung an: Bis zum 60. Lebensjahr praktisch eine reine Männerkrank heit, ziehen die Frauen – ihrem Östrogenschutz entwichen – bis zur achten Lebensdekade munter nach. Und was glauben Sie wohl, woher es kommen mag, daß zwischen Gesamtcholesterin im Serum und Herzinfarktfrequenz eine lineare Beziehung besteht? Ich habe jedenfalls noch keinen Vegetarier mit Koronarsklerose auf dem Autopsietisch gesehen. Wenn Sie eine rasche Koronarplaque [Kalkablagerung] wollen, habe ich für Sie einen todsicheren Tip: Fressen Sie alles in sich rein, was Ihnen in den Fast-food-Abfütterungshallen offeriert wird. Man sehe sich doch bloß mal die typische Ernährung von Durchschnitts-US-Amerikanern und leider auch zunehmend mehr Europäern genauer an: fettreiche ›Burger‹, pfundweise Steaks, dazu Pommes oder mayonnaisegebadeter Kartoffelsalat, Erdnüsse und Chips, wohin man blickt. Milliarden Kalorien werden in den USA Tag für Tag verzehrt, ziemlich genau 200 Milliarden mehr, als für ein vernünftiges Leben nötig sind. 85 Millionen Zigarettenschach-

teln wandern täglich über den Ladentisch, exakt 85 Millionen mehr als erforderlich! Was reden wir eigentlich noch über Studiendetails oder sündhaft teure Medikamente, die vielleicht in Sachen Arteriosklerosefolgen ein wenig an der Problemoberfläche herumkratzen? Solange weiterhin mit irrwitziger Unvernunft vor sich hingelebt wird, müssen doch alle weitergehenden Bemühungen ins Leere gehen!«

Schwergewicht bringt frühen Tod. *»Sie wollen etwas für Ihre Gefäße tun, haben Angst, der Herztod könnte Sie zu früh dahinraffen? Hier mein Erfolgstip: Rauchen Sie heute die letzte Zigarette Ihres Lebens, sagen Sie den ›Burgern‹ ade, eliminieren Sie Fett aus Ihrer Ernährung, wo immer Sie nur können, und halten Sie damit Ihr Gesamtcholesterin unter 150 mg/dl! Sie werden sehen, es funktioniert. Was Sie außer Arterioskleroseschutz sonst noch von solch vernünftiger Lebensführung haben? Mehr, als Sie ahnen: weniger Bluthochdruck, Brust- und Darmkrebs, Diabetes mellitus, Magengeschwüre, Schlaganfälle, Gallenblasenbeschwerden, krankhafte Fettsucht, Osteoarthritis der Kniegelenke, Nierensteine, Hämorrhoiden usw.! Je mehr Pfunde Sie auf die Waage bringen, desto früher steigen Sie in die Kiste. Sie haben die Wahl!*

Vermeiden Sie rotes Fleisch in den etwa 21 Mahlzeiten, die Sie pro Woche zu sich nehmen! Gewöhnen Sie sich eine fettarme Ernährung an. Und wenn dies nicht hilft, Ihre Bluttfette zu zügeln, zögern Sie nicht mit einer lipidsenkenden medikamentösen Therapie. Das Gesamt- und insbesondere das LDL-Cholesterin müssen Sie unbedingt in den ›Sicherheitsbereich‹ bringen. In der Praxis bedeutet das: weniger als zehn Prozent gesättigte Fette, weniger Cholesterin und überhaupt weniger Kalorien konsumieren. Weniger Käse, fettreiche Milch und Fleisch, dafür mehr Pflanzenöl, Fisch, Gemüse und Früchte!

Was aber, wenn bereits ein Herzinfarkt stattgefunden hat? Sofort mit einer konsequenten Lipidsenkung [Fettverminderung] beginnen. Dabei ist es völlig egal, wie hoch die Konzentrationen von LDL- beziehungsweise Gesamtcholesterin im Serum vor dem Infarkt waren: Ganz offenbar waren sie für den Betroffenen eben zu hoch und haben das Eintreten des Ereignisses angebahnt. Das Beste, was Sie nach einem abgelaufenen Infarkt zur Verhütung des Rezidivs [Rückfalls] tun können, ist, eine möglichst rasche und maximale Lipidsenkung anzustreben! In meinen Augen bedeutet dies die Kombination von fettarmer Diät und lipidsenkender Therapie. Und das ohne jede Kompromisse, weil das Risiko eines Reinfarkts binnen der nächsten sechs Monate nach einem Infarkt alle möglichen Risiken, beispielsweise die bekannten Nebenwirkungen von Lipidsenkern, in den Schatten stellt. Und wenn Sie mich fragen, gilt genau das gleiche auch für Patienten nach Bypassoperation oder Ballondilatation [Ballonausdehnung] der Koronarien.«

Soweit *Professor Roberts,* er als Pathologe sollte es wissen. In diesem Buch habe ich das einfache Mittel geschildert, Deine Arterien freizuhalten: maximal fettarme Rohkost in Form von Obst und Gemüse zu essen. Rohkost, nicht fette Feuerkost! Und vergiß nicht, was Dir bisher kaum jemand sagte: Auch hitzebehandelte, stärkereiche Kohlenhydrate in Form von Brot, Getreide und Kartoffeln fördern die »Verkalkung« – zwar etwas langsamer, aber sicher! Besorge Dir die Bücher unseres großen Vorbilds *Dr. Walker.*

Fragen und Antworten

F: Hat es überhaupt noch einen Zweck, gesund zu leben? Es ist ja doch alles vergiftet.

A: Wenn Du diese Frage so stellst, dann bist Du an dieser Umweltvergiftung, die auch alle Pflanzen einschließt, mitschuldig. Warum hast Du keinen eigenen Schrebergarten? Du kannst überall Land pachten, ein Stück von 300 Quadratmetern würde genügen. Kaufst Du ökologisch angebaute Produkte? Nein, weil diese natürlicherweise etwas teurer sein müssen. Da der Kunde das Sortiment bestimmt, bist Du es selbst, der die schnellere Entwicklung der ökologischen Landwirtschaft hemmt. Wir alle greifen so gerne zu Ausreden, um *Winkelzüge* machen zu können. Überdenke diese Gedankengänge genau.

F: Ich kann Obst nicht vertragen, was soll ich dagegen tun?

A: Wenn Du die beste Kost für uns Menschenkinder nicht vertragen kannst, ist es um Dein Verdauungssystem sehr schlecht bestellt. Am besten solltest Du nun einige Tage nichts essen. Dann reinigt sich Dein System von selbst. Dann beginne zunächst für ein paar Tage mit dem immer basischen Gemüse. Danach sind Deine Verdauungsorgane bereit, süße Früchte zu verarbeiten. Wenn das funktioniert, kannst Du auch saures Obst genießen, das im Laufe der Verdauung immer basisch wirkt. Denke daran, daß Obst grundsätzlich auf **leeren** Magen gegessen werden soll. Jede Vermischung von fruchtzuckerhaltigem Obst mit irgendeiner anderen Nahrung bringt diese in die verhängnisvolle Alkoholgärung. Heftige Blähungen sind die Folge.

F: Auch bei Obstkost habe ich Sodbrennen. Was kann ich dagegen tun?

A: Sodbrennen, saures Aufstoßen und dergleichen sind Zeichen, daß Dein Magen zuviel Säure produziert. Säure ist für die Verdauung von Eiweiß erforderlich. Da Du aber zuviel säurebildende Nahrung zu Dir nimmst, kann Dein Körper die Säureflut nicht bewältigen. Verfahre, wie oben beschrieben. So merkwürdig das klingt: Saures Obst bekämpft die Übersäuerung. Probiere es.

F: Warum friere ich beim Übergang zur reinen Obstkost?

A: Das war bei mir auch der Fall. Einerseits sind Deine Säftebahnen noch verstopft, siehe meinen Bericht über das Niemandsland, die verschlammten Kapillaren. Andererseits bekommt Dein Körper nicht mehr die aufputschenden Stimulanzien. Da durch Obstkost bei Dir eine Generalreinigung erfolgt, kann das dünne Blut später ohne Hindernisse fließen. Alles wird warm!

F: Bei Obstkost werden meine Zähne rauh, Plomben fallen raus. Was soll ich machen?

A: Fruchtsäuren zerstören nicht den Zahnschmelz, andernfalls hätten unsere Vorfahren keine Zähne gehabt. Du hast Dich zuviel von kalkraubenden Lebensmitteln ernährt, zu denen beispielsweise sämtliche Körnerprodukte sowie Zucker und Süßigkeiten aller Art, säurebildende überkochte, fettige Nahrung gehören. Dadurch wurde die feste Substanz Deiner Zähne zerstört. Ein voll gesunder Zahn wird nicht angegriffen. Wenn Du also Zahnprobleme hast, dann spüle sofort Deinen Mund mit Wasser aus. Dann fehlen dem vorerst noch sauren Obst die Angriffsflächen. Der Mundspeichel ist immer basisch. Ich habe das wiederholt probiert: Wenn ich wochenlang nur Früchte esse, merke ich meine Zähne überhaupt nicht. Folglich: **Es ist Deine andere säurebildende, gekochte, tote Nahrung, die Deine Zähne kaputtmacht! Mit dieser Ernährungsweise sorgst Du immerfort dafür, daß das Kalzium aus Knochen, Zähnen und Fingernägeln als Neutralisationsstoff herausgelöst wird. Das Kalzium wandert anschließend natürlich nicht an seine Ausgangspunkte zurück, sondern versteift Deine Weichteile. Früchte bleiben nie an den Zähnen hängen, aber Kleisterbrot, Pralinen und Schokolade. Ein Apfel reinigt Dein Gebiß besser als jedes Bürsten mit Zahnpastachemie.**

Es ist richtig, daß Plomben bei Obstrohkost nicht lange halten. Das sollte für Dich gerade ein positiver Beweis sein, daß die organische, schwache Obstsäure mit Deinen kalkigen Ablagerungen im ganzen Körper aufräumt! Suche also häufiger zur Nachkontrolle den Zahnarzt auf und spüle, wie vorhin gesagt, mit Wasser nach. In der Übergangsphase kannst Du immer einige Salatblätter oder Selleriestangen zum Obst kauen, dann macht Dir die ohnehin schwache Obstsäure noch weniger zu schaffen.

F: Was hältst du von Keimlingen?

A: Nicht viel. Während des Keimungsprozesses nehmen Keimlinge die Struktur von Gemüse an, da sie sich vom Samen zur Pflanze entwickeln. Da kann ich noch einfacher gleich Gemüse essen. Keimlinge sind als Gemüse von deutlich geringerem Wert. Alfalfa ist wie Stroh und enthält Canvavanin, einen krebserregenden Stoff. Beim Keimen entstehen auch andere Alkaloide, die giftig sind. Gemüse kann unseren wichtigen Glukosebedarf nur befriedigen, wenn es durch Knollen, Wurzeln, Rüben und dergleichen ergänzt wird.

F: Ich fühle mich in Gesellschaft wie ein Ausgestoßener. Wie soll ich mich verhalten?

A: Mit diesem Problem kämpfe ich schon 45 Jahre. Man sollte sich sagen: Wer mein »Anders-Essen« nicht akzeptiert, ist kein wahrer Freund. In Wirklichkeit fühlen sich die anderen in ihrer Selbstachtung bedroht, weil sie eben nicht die Disziplin aufbringen, gesund zu leben. Niemand kann heute mehr abstreiten, daß Obst und Gemüse die besten Gesundmacher sind. Alle Medien und bisher konservativ eingestellte Ärzte verkünden das – oft als neue wissenschaftliche Erkenntnisse. Überdenke diesen Irrsinn: Die Naturkost benötigt *wissenschaftliche Erkenntnisse,* gar Doppelblindversuche! Einige Gesundheitsvereine leisten sich sogar *wissenschaftliche Beiräte.* Ich nenne sie *Unräte.* Du selbst bist das beste Versuchskaninchen, um diesen *wissenschaftlich* getarnten Blödsinn bloßzustellen. Was sagte bereits *Dr. Jäger* dazu? *Je gelehrter, desto verkehrter!* Wie konnten wir Menschen nur Millionen Jahre lang ohne diese wissenschaftlichen Oberlehrer überleben?

F: Ich esse jetzt drei Jahre lang Rohkost und habe 35 Pfund verloren, leide jedoch immer noch unter Kopfschmerzen. Warum hören diese nicht auf?

A: Generalreinigung ist mitunter ein lang andauernder Prozeß. Man kann den Zeitpunkt nicht vorherbestimmen, an dem alle unangenehmen Symptome vorbei sind. Dieser Fragesteller aß noch Quark. Da Milchprodukte an der Spitze allergieauslösender Beschwerden stehen, habe ich ihn gebeten, dieses Produkt für einige Wochen wegzulassen. Wären dann die Kopfschmerzen immer noch nicht abgeklungen, so sollte er so oft wie möglich in frischer Luft spazierengehen, statt in einem stickigen Zimmer vor dem Fernseher zu hocken.

F: Enthalten Früchte nicht zuviel Zucker?

A: Ich habe mehrfach dargelegt, was wir Menschen in erster Linie als Energiestoff benötigen: **zu 90 Prozent Glukose/Fruktose.** Die liefert Dir das Obst am schnellsten und leichtesten. Ganz gleich, was Du ißt – für den Körper ist es nicht verwendbar, bevor es nicht zu Glukose verarbeitet wurde. Fruktose aus Früchten wird zügig und leicht in Glukose umgewandelt. Neuere Forschungsergebnisse belegen, daß der Mensch Fruktose direkt aus Früchten verwerten kann. Wenn Du Fertigeiweiß, also Fleisch oder Fisch ißt, verlierst Du 70 Prozent davon durch mühselige Verdauungsarbeit, nur 30 Prozent verbleiben als Energie. Von gekochter Stärkenahrung gehen ebenfalls 30 Prozent während der Verdauung verloren. Du kannst getrost zur Kenntnis nehmen: Alle Besserwisser, die gegen zuviel Zucker im Obst polemisieren, haben nie selbst eine Obstkost probiert. Sie plappern reinen Unsinn nach!

F: Was ist mit Pilzen, Mykosen, Candida und dergleichen?

A: Lies bitte nach, was ich zum Thema Bakterien, Viren usw. sagte. Auch Pilze sind in Wirklichkeit unsere Freunde, die mithelfen, den von uns selbst angehäuften Abfall aller Art wegzubefördern. Sie sind äußerst nützliche Aasvertilger. Natürlich sieht der Erkrankte das nicht so. Er will schnell von diesen »Schädlingen« befreit werden. **Einem gesunden Organismus jedoch können Bakterien und Pilze nichts anhaben.** Da ist ja nichts aufzufressen. Du mußt also Deinen Körper säubern, wie ich das in diesem Buch geschildert habe. Dann solltest Du durch Rohkosternährung dafür sorgen, daß keine neuen Ablagerungen entstehen. Dein Körper sollte imstande sein, seinen eigenen Müll über alle vorhandenen Öffnungen auszuscheiden. Er sollte es gar nicht nötig haben, Müllmänner, wie Bakterien, Viren, Mykosen usw., zu rufen. Es nützt gar nichts, wenn Du

Nystatin schluckst. Hast Du damit die Ursache, Deine falsche Lebensweise, beseitigt? Es hilft auch wenig, natürlichen Zucker aus Früchten zu verbieten. Du hast erfahren, daß Früchte die beste Nahrung der Welt sind. Sie können nicht krank machen. **Was ist also zu tun? Einige Tage völliges Fasten, dann eine Woche lang nur Gemüse-/Salat-Kost, erst dann teilweise auf Obst übergehen. Das solltest Du in Intervallen so lange praktizieren, bis Deine kleinen Freunde Abschied genommen haben!**

F: Sauerkraut soll doch so gesund sein?

A: Richtig – für die Geldbörse des Herstellers. Gegorenes Wein- oder Sauerkraut will Dein Körper so rasch wie möglich wieder ausscheiden, daher erfolgt schnellere Darmentleerung. Daran erkennst Du, daß alle gegorenen Produkte ungesund sind. Die Exkremente der dafür »zuständigen« Bakterien sind besonders giftig. Das gilt auch für sonstige saure Erzeugnisse, wie saure Gurken.

F: Bekommen wir mit Rohkost genug Eisen?

A: Ich weiß – manche behaupten, Rohköstler würden nicht genügend Eisen bekommen. Erstens benötigen wir nur Kleinstmengen an Eisen, zweitens führt unser Körper bis zu 90 Prozent des Eisens wieder zurück, also Recycling wie beim Eiweiß! Im Gegensatz dazu sind Eisentabletten oft schädlich. Der Körper nimmt nicht das auf, was Du ihm gerade zuführst, sondern nur das, was er in dem Augenblick benötigt. **Und da kommt ihm das organische Eisen in der Rohkost gerade recht.** In gekochter gutbürgerlicher Kost ist das Eisen anorganisch und so ein Tummelfeld **freier Radikaler** geworden.

F: Was hältst Du von Urin als Medizin?

A: »*Urin – ein ganz besonderer Saft*«, betitelte *Carmen Thomas* ihr Bestseller-Buch. Seit Jahrhunderten werden regelmäßig Stimmen laut, die dem giftigen Abfall des menschlichen Körpers Heilfähigkeit attestieren. Immer ist der Mensch auf der Suche nach Kuren und Wundermitteln, und sei es gar der eigene eklige »besondere Saft«. Harn ist der giftige Abfall, den der Körper ausscheiden muß, wenn er sich nicht selbst gefährden will. Und dieses Gift soll heilen? Ich muß es auch hier wiederholen: Kein Medikament heilt die Ursache der Erkrankungen. Die Reaktion des Körpers auf Pillen oder wie hier Urin wird für Heilung gehalten. In Wirklichkeit setzt Dein Körper alles daran, sich von diesem Schadstoff umgehend zu befreien. Wenn ein Symptom durch Gift unterdrückt wurde, kommt ein anderes an anderer Stelle zum Vorschein. Wie sich die Menschen doch täuschen lassen! Warum nimmt man nicht gleich den noch giftigeren Katzenurin und singt dabei *Schneiders* »*Katzenklo*«? So entstehen besonders kußfreudige Münder.

F: Erlaubst Du mir keine Kompromisse?

A: Wenn Du einmal Deinen Organismus von Giften und Ablagerungen gesäubert hast und Dich von Rohkost ernährst, bleibt Dir nur eine äußerst knappe Bandbreite fürs »Sündigen«. Die Sinne sind wieder so feinfühlig geworden, daß sie auf jedes Abweichen sofort reagieren, als ob sie sagen wollten: *Was hast Du heute nur mit uns angestellt?* Ich gebe Dir keine Kompromiß-Empfehlungen. Du mußt es selbst herausfinden und auch persönlich dafür leiden und bezahlen. **Kompromisse führen über Kompromißkrankheiten zum Kompromißtod! Wir kennen doch keine echte Gesundheit mehr, sie ist schon zur anfälligen Kompromißgesundheit degeneriert. Befreie Dich vom Übergangswahnsinn!**

Wie können wir helfen?

Wer meine bisherigen Bücher gelesen hat, kennt meine Sprache; neu hinzugekommene Leser werden schockiert sein. Ich schreibe und rede bewußt so, weil Sanftheit, Harmonie oder Kompromisse in gesundheitlichen Dingen nichts taugen und zu keinem guten Ergebnis führen. In diesem »Ozean von Kompromißbüchern« *(Prof. Ehret)* kann man ertrinken und wird doch nicht schlauer. Echte Freunde ermuntern mich immer wieder, nicht umzukippen. Wir alle müssen ab und zu aufgerüttelt werden, ich nehme mich da nicht aus. Dennoch sollte bei verschuldeten oder unverschuldeten Erkrankungen alles unternommen werden, auch mit neuesten medizinischen Methoden, zu helfen. Die darunter Leidenden sind auch unsere Kinder, Enkelkinder, Verwandten und Freunde, die, verwirrt durch die ständige Flut kommerzieller Propaganda, Irrwege beschritten haben. Die Industrie wünscht ihrer toten Fabrikware natürlich ein langes Leben in den Regalen. Sobald die Konten in die Höhe schnellen, ist ihr Deine Gesundheit vollkommen egal.

Alles, was Du ißt, muß vorher in Glukose umgewandelt werden, auch Fleisch und Fett! Warum nicht Energie aus erster Hand? Und die Rohkost liefert Dir eine Fülle Vitamine, Mineralien, Spurenelemente, Auxone usw. – kurz: alles was wir benötigen, um gesund zu bleiben. Alle zweifelhaften und teuren Kuren solltest Du vergessen.

Hilfestellung leistet Dir immer noch am wirkungsvollsten Dein Hausarzt, der Dich eventuell weiter zu tüchtigen Fachärzten überweist. Wir erleben, daß immer mehr Ärzte auch Ernährungsberater werden und sanfte Medizin anwenden.

»Die Woche« hat in ihrer Ausgabe vom 22. September 1995 seitenlang auch der sanften »Naturmedizin« Peitschenhiebe versetzt. Du weißt, daß ich ebenfalls keine Heilmethoden be-

fürworte, nur die hinreichend aufgeführten **»Naturdoktoren«**!
Doch es ist besser, zuerst einmal den Weg von der harten
chemischen Behandlung über die »Naturmedizin« zur Rohkost
zu finden! Der Begriff »Naturmedizin« ist an sich schon falsch.
Es gibt keinerlei Medizin, die heilen kann. Nebenbei gesagt
hätte ich gerne erfahren, wie die Autoren dieses Berichts selber
leben.

Überall entstehen Seniorengemeinschaften, die Sechzigjährige
und Ältere aus ihrem Pensionärstrott herausholen wollen. Das
ist sehr wichtig – man muß immer eine Aufgabe haben. Wenn
der Geist einschläft, nickt auch der Körper ein. In Hamburg
wurde vor gar nicht langer Zeit die »*New Generation*« (warum
kein deutscher Name?) von bekannten Persönlichkeiten ge-
gründet. Mit Menschen ab 50 Jahren soll's erst richtig losgehen!
Sie versteht sich als »Bewegung bewegter Bürger«, die Semina-
re, Vorträge, Veranstaltungen in den Bereichen Kultur, Sport,
Bildung, Wissenschaft veranstalten will. Laut einem Umfrage-
ergebnis von »Infratest« möchten 87 Prozent, besonders die Älteren, »*fit und gesund*« bleiben. Folglich sollten in diesen Grup-
pierungen auch Ernährung und Lebensweise an der Spitze
stehen, denn **ohne Gesundheit ist alles gar nichts!**
Ich habe kürzlich ein neues Buch von *Gail Sheehy* mit dem
Titel »*New Passages*« (»*Neue Durchreisen*«) bekommen. Sein
Inhalt: Nachdem wir über die turbulenten Dreißiger, dahinflie-
genden Vierziger, entflammten Fünfziger die ruhigen Sechzi-
ger erreicht haben, ermuntert die Autorin uns, mutig die Straße
eines zweiten Erwachsenenlebens zu beschreiten – zu den klu-
gen Siebzigern, unbegrenzten Achtzigern, noblen Neunzigern,
um schließlich die Hundert zu zelebrieren.

Alle 90 Nährstoffe?

Das ganz neue Buch »*Rare Earths*« (Seltene Erden) der Ärzte *Wallach* und *Lan* kommt mit Redaktionsschluß zu diesem Buch in meine Hände. Kurz einige Anmerkungen dazu: Das Umschlagbild zeigt eine 126 000fache Vergrößerung eines veränderten Leber-Mitochondriums von einem Affen. Dieser Affe ist an Cystic Fibrosis (Mucoviszidose) erkrankt und leidet unter Selenmangel. Sollte Selenmangel Ursache dieser schrecklichen Erbkrankheit sein? Deutsche Böden weisen einen großen Selenmangel auf. Mitochondrien sind, in Form von kleinen ovalen Körnchen im Zellplasma, für Atmung und Stoffwechsel von großer Bedeutung.

Die Autoren haben weltweit ermittelt, daß Menschen, die auf noch gesunden, alle Bioelemente enthaltenden Böden leben, alt werden, ohne die im Westen bekannten Abnutzungserkrankungen zu kennen. Sie erwähnen die bekanntesten Diäten und kommen zu dem Schluß, daß alle vermeintlich gesunden Ernährungs- und Lebensweisen letztlich nicht die gewünschte Wirkung erzielen können, wenn die Böden nicht alle neunzig für gesunde Pflanzen notwendigen Nährstoffe mehr enthalten. Nur gesunde Pflanzen garantieren auch Gesundheit für Menschen und Tiere.

Der frühe Tod von Wissenschaftlern, Ernährungsforschern und anderen wird zur Untermauerung ihrer Forschungsergebnisse geschildert. Trotz gesunder Lebensweise konnte ein vorzeitiger Tod nicht verhindert werden. Die nahrungsliefernden Böden waren nicht mit den notwendigen Mineralien versorgt. Fehlende organische Nährstoffe – von den neunzig bisher entdeckten – sollten daher dem Körper täglich ergänzend zugeführt werden.

Diese Erkenntnis ist nicht neu. In den 50er und 60er Jahren

habe ich bereits von der *Arbeitsgemeinschaft der Freunde Kraft* die 64 Bioelemente bezogen und auch Lehrgänge bei *Dr. Kraft* mitgemacht. Sein Urgesteinsmehl wurde für unseren Garten bezogen. *Prof. Dr. Schweigart,* Hannover, hielt jährlich Lehrgänge über die verschiedenen Vitalstoffe ab. *Dr. Kraft* kannte schon 64 Elemente, *Dr. Wallach* bereits 90. Und wie viele sind noch unentdeckt? Die Natur birgt noch große Geheimnisse.

Der von mir oft erwähnte *Dr. N. W. Walker* nahm zu jeder Mahlzeit ausreichend Algenprodukte. Algen (auch Kelp genannt) haben das ganze Spektrum der Nährstoffe des Meeres in sich. Sie sind organisch und leicht zu assimilieren. Wir können nicht genug von *Dr. Walker* lernen. Nicht ohne Grund wurde dieser Rohkost-Vegetarier 116 Jahre alt. Algenerzeugnisse gibt es auch hier zu kaufen. Ich nehme sie täglich.

Wenn Du Dir neben den Vitaminen auch diese essentiellen (notwendigen) Mineralien zuführst, bist Du auf der sicheren Seite. Ich beziehe diese Mineralstoffergänzungen in flüssiger Form aus den USA. Jetzt sind diese USA-Mineralienkomplexe auch in Deutschland zu haben. Ich schicke Dir gerne die Anschrift, wenn Du mir einen freigemachten Briefumschlag mit dem Kennwort »*Mineralien*« schickst. Meine Anschrift: *Helmut Wandmaker, Mühlenberg 15, 25782 Tellingstedt.*

Hinzufügend sei bemerkt, daß unser Körper zwar in der Lage ist, aus Mineralien Vitamine zu bilden (abgesehen von Vitamin C), jedoch nicht umgekehrt Vitamine in Mineralien umwandeln kann. Am besten also: eigenen Garten anlegen, Humus schaffen, viel schwarzes Gold (siehe *Heinz Ervens Paradies*) durch Regenwürmer produzieren lassen, Produkte von Ökobauern kaufen (auch wenn sie etwas teurer sind) und dem Körper Mineralergänzungen zuführen.

Nun sind einige Teile in diesem Buch wegen des besseren Verständnisses doch ausführlicher geworden. Dabei habe ich auf Wunsch des Verlages schon kräftig gekürzt. Das Buch soll ja wie in einer Nußschale unsere großen Probleme kurz und klar beschreiben. Aber die meisten konnte ich nur anreißen. Du bist aufgerufen, die von mir empfohlenen Bücher zu lesen. »Du mußt wissen, um zu wollen«, sagte uns *Prof. Dr. Johannes Ude* anläßlich der 1. Deutschen Volksgesundheitswoche 1951 in Koblenz. Du hast jetzt das Wissen, warum fängst Du nicht gleich an?

---

*»Die Zeit, **glücklich** zu sein, ist jetzt. Der Platz, um **glücklich** zu sein, ist hier. Der Weg, um **glücklich** zu sein, ist: Mache andere glücklich!«* (Robert Ingersoll)

Schütze Deine Blutadern und damit Dein Herz!

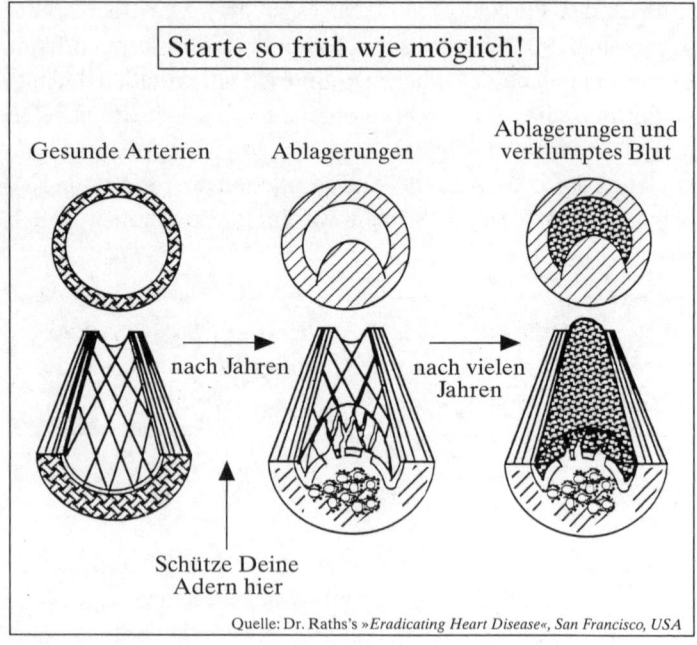

Starte so früh wie möglich!

Gesunde Arterien   Ablagerungen   Ablagerungen und verklumptes Blut

nach Jahren   nach vielen Jahren

Schütze Deine Adern hier

Quelle: Dr. Raths's »*Eradicating Heart Disease*«, San Francisco, USA

Du hast in diesem Buch immer wieder über die Ablagerungen in und an Deinen Blutadern gelesen. Schuld daran ist in erster Linie Deine fettige Kochtopfkost. Gekochte und gebackene, fettige Stärkenahrung verschlammen Deine Feinstarterien am meisten!

Du kannst nicht früh genug beginnen, gesund zu leben! Was ist gesund? Das, was Millionen Jahre lang die Urkost des Menschen war: **Rohkost,** am besten Obstrohkost, und zur Sicherheit Ergänzungen mit Vitaminen und Mineralstoffen! Nur so kannst Du der »Verkalkung« vorbeugen und Deine Arterien sauber halten!

länger jünger leben

Die Hauptursache der gewöhnlichen Arthritis

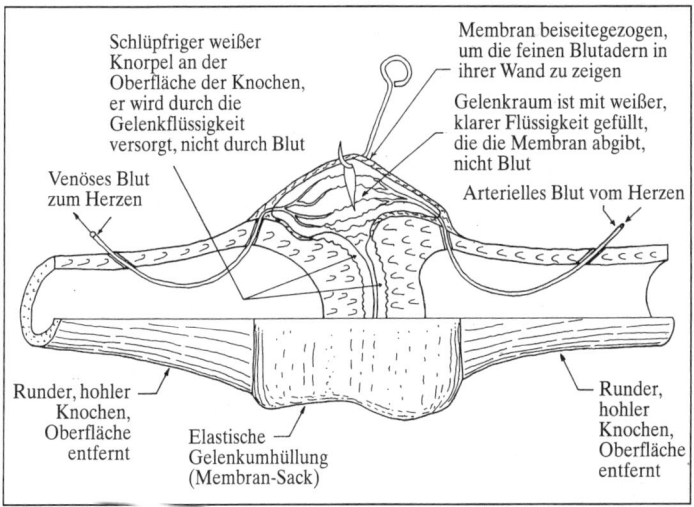

Schlüpfriger weißer Knorpel an der Oberfläche der Knochen, er wird durch die Gelenkflüssigkeit versorgt, nicht durch Blut

Membran beiseitegezogen, um die feinen Blutadern in ihrer Wand zu zeigen

Gelenkraum ist mit weißer, klarer Flüssigkeit gefüllt, die die Membran abgibt, nicht Blut

Venöses Blut zum Herzen

Arterielles Blut vom Herzen

Runder, hohler Knochen, Oberfläche entfernt

Elastische Gelenkumhüllung (Membran-Sack)

Runder, hohler Knochen, Oberfläche entfernt

Diese Darstellung zeigt ein typisches, von einer Membran umhülltes Gelenk. Sie erzeugt aus ihrem Blut eine klare, weiße Flüssigkeit, um den Knorpel an der arbeitenden Gelenkoberfläche schlüpfrig zu halten. Wenn die Blutzirkulation durch diese Membranwand behindert oder ganz unterbrochen wird, kann diese Flüssigkeit nicht mehr ausreichend hergestellt werden. Das Gelenk verkümmert, kann seine Arbeit nicht mehr ausführen. Fortgesetztes Zerren und Abnutzen erzeugen arthritische Beschwerden, die zu Entzündung und zu guter Letzt zur Gelenkversteifung führen.

Die Ursache habe ich im Text erläutert: Totgebackene und -gekochte Nährstoffe, daher dauernd mangelhafte Versorgung des Blutes mit richtigen Nährwerten, Vitaminen und Mineralstoffen. Frischkost, also lebendige Nahrung, ist dringend erforderlich. Wer die ersten Gelenkschmerzen spürt, sollte sofort den Kochtopf verbannen.

Literatur

Aaken, Ernst, van Dr.: »Programmiert für 100 Lebensjahre«, Celle 1974, Pohl-Verlag
Aterhov: »Rohkost«, Ritterhude 1992, Waldthausen
Barrett, Stephan, Dr.: »The Vitamin Pushers«, New York 1994, Prometheus Books
Batmanghelidj, Dr.: »Your Body's Cries for Water«, Falls Church, USA, 1992, Global Health Solution
Becker, Fritz, Dr.: »100 Jahre alt werden«, Ritterhude 1990, Waldthausen
Bircher, Ralph, Dr.: »Geheimarchiv der Ernährungslehre«, Bad Homburg 1980, Bircher-Benner Verlag
–: »Hochleistungskost«, Bad Homburg 1980, Bircher-Benner Verlag
–: »Sturmfeste Gesundheit«, Bad Homburg 1980, Bircher-Benner Verlag
Burgerstein, Lothar: »Heilwirkung von Nährstoffen«, Heidelberg 1982, Haug
Colgan, Dr.: »The New Nutrition«, San Diego, CA, 1994, D. I. Publication
Cooper, Kenneth, Dr.: »Die neuen Gesundmacher Antioxydantien«, München 1995, BLV
Cranton, Elmer, Dr.: »Bypassing Bypass«, New York 1990, Hampton Roads, Publ., USA
Dadd, Lynn: »Nontoxic and Natural«, New York 1984, Martin's Press
Densmore, Emmet, Dr.: »How Nature Cures«, New York 1892, Stillman & Co.
Dungler, Julien: »Pforte der Gesundheit«, vergriffen
Evans, De Dr.: »How to Prolong Life«, London 1910, Sawyer
»Gesundheitsbriefe«: Ritterhude, Waldthausen
Hackethal, Julius, Prof.: »Der Meineid des Hippokrates«, Bergisch Gladbach 1992, Lübbe
Hardy: »Der Mensch, das betende Tier«, Stuttgart 1979, Klett-Cotta
Heyll, Dr.: »Risikofaktor Medizin«, Frankfurt 1994, Ullstein
Hobson, Michael, Dr.: »That Dirty Fat«, USA 1994, Woodland Publ.
Hoffer/Walker, Dr.: »Smart Nutritients«, New York 1994, Avery Publishing Group
Honiball, Essie: »I LIVE ON FRUIT«, Pretoria 1989, Benedic Books, Südafrika
Jackson, Dr.: »Nie mehr krank sein«, vergriffen
Konz, Franz: »Der GesundheitsKonz«, Heinsberg 1995, Bund für Gesundheit e. V.
Kötschau, Karl, Prof.: »Naturmedizin-Neue Wege«, Leer 1978, Grundlagen + Praxis Verlag
Lubig Brot, Bäckereierzeugnisse Lubig, 53009 Bonn, Postfach 1967
Manthey, Dirk: »Das große Buch der Vitamine«, Fit for Fun-Verlag, Hamburg 1995
Mindell, Earl, Dr.: »Die Vitamin Bibel«, München 1986, Heyne
Nieper, Dr.: »Revolution in Medizin …«, Oldenburg 1985, Mit Verlag
Oberbeil, Klaus: »Fit durch Vitamine«, München 1993, Südwest
Passwater, Richard A. Dr.: »The New Super-Antioxydant-Plus«, New Canaan 1992, Keats Publ.
Pflugbeil, Karl Dr. med.: »VITAL PLUS«, München 1990, Herbig
Pierce, Dr.: »Heart Healthy Magnesium«, New York 1992, Avery Publ.
Pollmer und andere: »Prost Mahlzeit«, Köln 1994, Kiepenheuer & Witsch
Powter, Susan: »Ohne Diät geht's auch«, München 1995, Zabert Sandmann
Rath, Matthias, Dr.: »Eradicating Heart Disease«, San Francisco, CA 1993, Health Now
–: »Why Animals Don't Get Heart Attacks«, San Francisco 1994

Rocine, V. G.: »Building A New Stomach«, Washington 1992, Everett

–: »Eating for Beauty«, Washington 1992, Everett

Shelton und Fry: »Nie mehr HERPES«, Ritterhude 1990, Waldthausen

Shelton, Herbert M., Dr.: »Richtige Ernährung«, Ritterhude 1989, Waldthausen

Sjepper, Luc De, Dr.: »Full of Life«, Los Angeles 1991, Dale Weaver Publ.

Skriver, Anders, Dr.: »Der Verrat der Kirchen«, München 1967, Scriver-Verlag

Soltanoff, Jack, Dr.: »Natural Healing«, New York 1989, Warner Books

Sommer, Walter: »Das Urgesetz der natürlichen Ernährung«, Ahrensburg 1982, Sommer-Verlag

Steintel, Reinhard, Dr.: »Natürliches Ernährungsgesetz«, Tübingen 1990, Steintel Selbstverlag

Tasche, Friedrich, Dr.: »Überlegungen zur Krebsbekämpfung«, Heidelberg 1983, Fischer

Tilden, John H., Dr.: »Toxämie«, Ritterhude 1992, Waldthausen

Ulene, Art, Dr.: »Vitamin Strategy«, Berkeley, CA 1994, Ulysses Press

Walker, N. W., Dr.: »Auch Sie können wieder jünger werden«, Ritterhude 1990, Waldthausen

Wallach und Law, Dres.:»Rare Earth«, Double Happiness Publishing

Wandmaker, Helmut: »dick + krank oder schlank + gesund«, Ritterhude 1992, Waldthausen

–: »Willst Du gesund sein? Vergiß den Kochtopf!«, Ritterhude 1991, Waldthausen, und Goldmann, München

Whitaker, Julian, Dr.: »Guide to Natural Healing«, Rocklin Ca 95677, 1995, Prisma Publ.

Willix, Robert, Dr.: »Healthy at 100«, Boca Raton, Florida 1994, Shot Tower Books

Weitere empfehlenswerte Bücher:

Baumgardt, Hans: »Gesunde Kinder«, Ritterhude 1991, Waldthausen

–: »Ohne Fleisch gesund leben«, Ritterhude 1991, Waldthausen

Bragg, Paul C., Dr.: »Wasser – das größte Gesundheitsgeheimnis«, Ritterhude 1987, Waldthausen

Budwig, Johanna, Dr.: »Krebs – ein Fettproblem«, Freiburg 1956, Hyperion

Carrington, Dr.: »The Natural Food of Man«, Mokelumne Hill, CA 1963

Diamond, Harvey und Marilyn: »Fit fürs Leben« 1 + 2, Ritterhude 1987–1988, Waldthausen (für den Übergang)

Ehret, Arnold, Prof.: »Die schleimfreie Heilkost«, Ritterhude 1988, Waldthausen

–: »Vom kranken zum gesunden Menschen«, Ritterhude 1990, Waldthausen

Faelten, Sharon: »Gesund durch Vitamine«, Stuttgart 1983, ORAC Pietsch

Fry, T. C.: »Dynamische Gesundheit«, Ritterhude 1988, Waldthaussen

Fry/Shelton: »Reines Wasser für Ihre Gesundheit«, Ritterhude 1988, Waldthausen

Horne, Ross: »Improving on Pritikin«, Happy Landings Pty Ltd, Avalon Beach, Australia 1988

–: »Health-Revolution«, Happy Landings Pty Ltd, Avalon Beach, Australia 1985

Kuklinski/van Lunteren, Dr.: »Neue Chancen«, Bielefeld 1995, LebensBaum Verlag

Simonsohn, Barbara: »Die Fünf ›Tibeter‹ mit Kindern«, Wessobrunn 1995, Integral

Thakar, Vimala: »Die Kraft der Stille«, Zürich 1974, Origo

Walker, N. W., Dr.: Alle Bücher von ihm, Ritterhude, Waldthausen

Whitaker, Julian, Dr.: »Reversing Diabetes«, New York 1987, Warner Books

– »Reversing Heart Disease«, New York 1985, Warner Books

Register